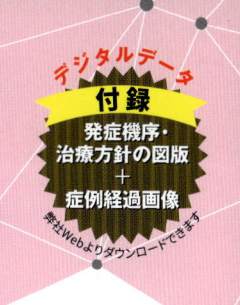

河合修三

皮フ科シュウゾー 院長

難治性皮膚疾患の 治療テクニック

中外医学社

序 文

令和元年の本年は，小生が皮膚科医になって 35 年になる．この節目の年に，本著を発刊させていただけることに，これまでご指導を賜った先生方や医療従事者の方々，患者様，中外医学社様，家族に心から敬意と感謝を申し上げたい．

日々の診療において，アトピー性皮膚炎やニキビで悩む方は多いが，その治療方法に長年大きな変化はない．アトピー性皮膚炎にはステロイド外用剤，ニキビにはアクネ菌に対する治療が一般的である．この方法で難渋する症例を何度も経験し，この現状を改善できないか，患者に喜んで頂ける治療方法はないものか，ずっと悩んできた．

30 年前，倉敷中央病院に赴任中，入浴時にナイロンタオルを使用すると，friction melanosis 以外に背部にニキビが発生することが多いことに気づき，調査，研究した．アクネ菌よりもマラセチアの影響を強く受けていることが原因であった．その後，アトピー性皮膚炎にトラニラスト，痒疹にプランルカストが有効であることを知ったり，専門家から漢方について学んだ．そういった数々のピースが組み合わさったことで，多くの難治性皮膚疾患を改善できる治療手段につながった．

本著で紹介したトラニラスト，柴胡清肝湯，プランルカスト，タクロリムス軟膏は，奇しくも，すべて日本で開発された薬剤である．日本発の薬剤を用いて提案する治療方法が，新しい時代に皮膚科医と患者が心寄せあう関係を築く一助になることを願う．

令和元年　秋

皮フ科シュウゾー

河 合 修 三

目 次

Chapter Ⅱ　ニキビ

Chapter Ⅲ　その他の皮膚疾患

付 録

図版・症例写真デジタルデータ
アクセスキー

本書のデジタルデータ閲覧方法

〔本書のシリアルコード〕
難治性皮膚疾患治療テクニック
h3k9quy5
※全て半角で，英字は小文字です．

1. 次のいずれかの方法で，中外医学社ホームページ内の「動画閲覧・ファイルダウンロード」ページにアクセスしてください．
    - 中外医学社ホームページ（http://www.chugaiigaku.jp/）にアクセスし，「動画閲覧・ファイルダウンロード」のバナーをクリックしてアクセス．
    - 「動画閲覧・ファイルダウンロード」ページの URL（http://chugaiigaku.jp/movie_system/video/m_list.html）を直接入力してアクセス．
    - スマートフォンなどで下の QR コードを読み取ってアクセス．

2. 「難治性皮膚疾患治療テクニック」の表紙画像左横のラジオボタンを選択してください．

3. シリアルコード欄に上記のシリアルコードを入力し，「＞確定」をクリックしてください．

4. 御覧になりたい概念図・症例をクリックし，ファイルダウンロードボタンをクリックすると画像が取得できます．

〔推奨環境〕

■ パソコン（OS・ブラウザ）
・Windows（日本語版）
　Google Chrome 最新版
　Microsoft Edge 最新版（Windows10 の場合）
　Internet Explorer 11 以上
・Mac OS（日本語版）
　Safari 最新版
　Google Chrome 最新版

■ スマートフォン・タブレット
・iPhone
　OS：iOS 11.0 以上
　ブラウザ：Safari 最新
・Android
　OS：Android 6.0 以上
　ブラウザ：標準ブラウザ または Chrome 最新

※ 他，各種ブラウザ・OS でも閲覧可能です．ただし，上記対応環境に含まれる場合でも，
バージョンや設定，ご使用環境によっては，正常にご利用頂けない場合がございます．

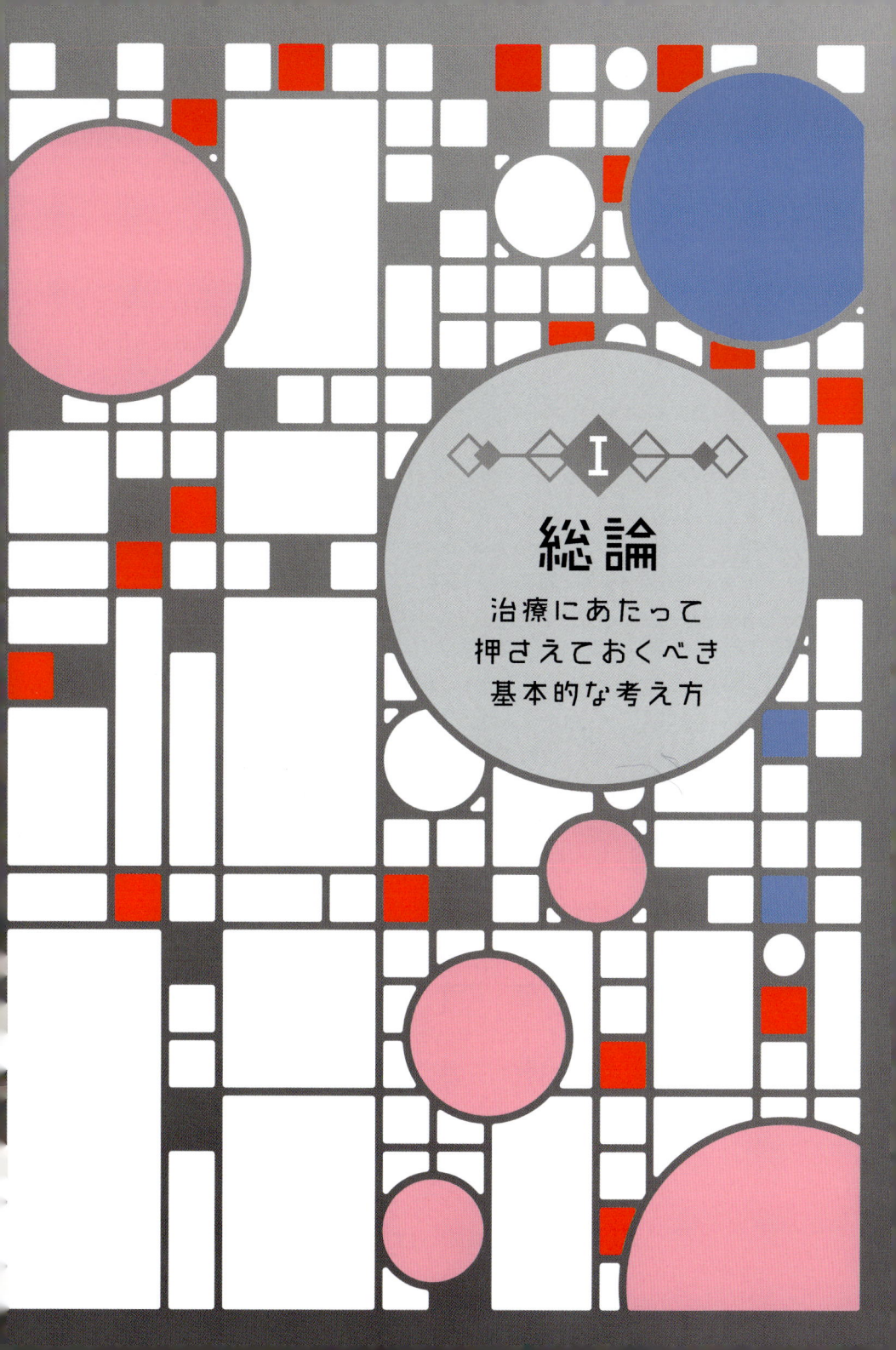

I

総論

治療にあたって
押さえておくべき
基本的な考え方

1 当院での治療法と考え方

　湿疹皮膚炎の一般的な治療の第一選択は，ステロイド外用剤の塗布と抗ヒスタミン剤の内服である．多くはこの治療で改善するが，よくならない患者も少なくない．その場合の皮膚科医の次の手は，ステロイド内服である．しかし，短期の内服であれば問題ないが，長期の内服はさまざまな副作用を引き起こす可能性があり，よい方法とはいえない．その結果，一般的な治療で改善しない場合，患者はドクターショッピングすることになってしまう．本書で紹介する方法は，抗ヒスタミン作用のないトラニラストやプランルカスト，柴胡清肝湯という漢方の内服併用療法である[1,2]．これらの内服治療は，湿疹皮膚炎を代表に，本書に掲載したさまざまな皮膚疾患に有効で，治りにくい症状を改善できる場合が多い 図1．

　筆者が最初に使い始めた薬剤はトラニラストである．関西医科大学附属病院に勤務していた 1990 年代前半，小児のアトピー性皮膚炎患者の治療の際，喘息のため小児科で処方されたトラニラストを内服後に皮疹が改善したという訴えを聞き，処方を始めた．抗ヒスタミン作用のないトラニラストがアトピー性皮膚炎に効くのか懐疑的であったが，皮膚症状の改善を診て，その有効性を学んだ．その後，アトピー性皮膚炎の発症に線維芽細胞が関与するという論文[3]も散見されるようになり，線維芽細胞に直接作用する代表的なトラニラストが有効であること

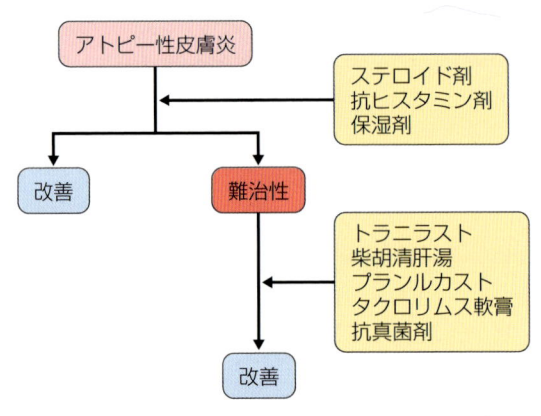

図1 アトピー性皮膚炎に対する当院での治療方針

が裏づけられるに至った．

　2つ目の薬剤は柴胡清肝湯である．筆者が2003年に開業後，しばらくして，兵庫医科大学の夏秋優先生および，漢方治療にも精通されている高橋邦明先生の講演会に出席した際，皮膚科での漢方治療についてご教示いただき処方するようになった．それまでは，顔に赤みのあるアトピー性皮膚炎患者に白虎加人参湯を処方することがあったが，湿疹皮膚炎に有効とされる黄連解毒湯や温清飲，柴胡清肝湯などの漢方を処方するようになり，より優れた有効性を確認するに至った．その中でも，漢方一貫堂の中の柴胡清肝湯の有効性が高いと感じるようになった．本薬剤は本来，小児への投与を考えて作られた漢方であるが，成人にも有効で神経症にも効果的である．その後，大阪大谷大学漢方医療薬学講座教授の谿忠人先生と一緒に講演をさせていただく機会があり，先生の「湿疹三角」図2での漢方の使い方から，柴胡清肝湯が，その頂点に位置する症状に有効な漢方であると教えていただいた．漢方のみで治療するよりも，トラニラストを併用する方が，より大きな効果を発揮することを経験し，アトピー性皮膚炎を代表とする難治性の皮膚炎には，この2薬剤の内服併用療法が当院での第一選択の薬剤となっている．

　この2薬剤は難治性の皮膚炎に有効で，痒疹などにも効果的である．ところが，2008年頃，下肢に痒疹のある小児患者にこの2薬剤の内服とステロイド剤の外用で治療を行っていたところ，多くの症例では軽快するにもかかわらず効果が乏

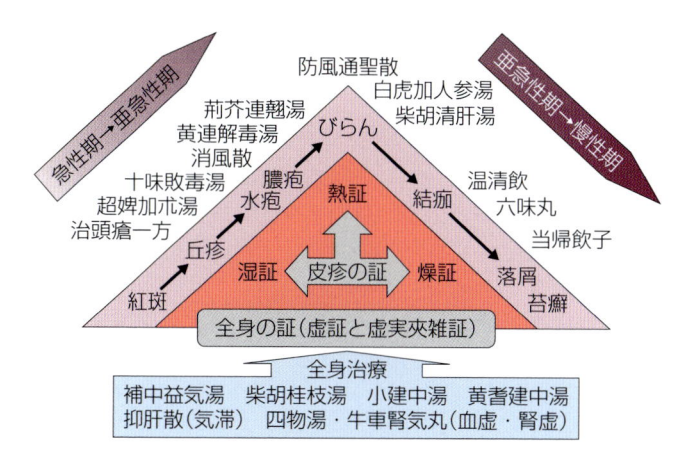

図2　皮膚疾患の漢方医療

皮疹に対する標治と全身に対する本治（谿 忠人．大阪大谷大学漢方医療薬学講座教授）

しい状態が続いた．同時期に喘息症状が発生したため，小児科でプランルカストの内服が開始された．すると，喘息の症状の改善と同時に痒疹の状態がよくなり，プランルカストが効いているとの患児の訴えから，その効果を初めて学んだ．プランルカストが痒疹に効くことに驚きはあったが，投与した他の症例からも有効性を確認できた．痒疹以外にも難治性のアトピー性皮膚炎や湿疹皮膚炎には，トラニラスト，柴胡清肝湯の2薬剤だけの併用よりも，プランルカストを追加して3薬剤を併用する方が効果的であることを経験した．プランルカスト内服は，特に痒疹に有効性が高いようである．その後，2013年5月16日，大阪で開催された「これからの皮膚科診療を考える会」での久留米大学の橋本隆先生の講演で，モンテルカストナトリウムが結節性痒疹に有効であると教えていただいた．ロイコトリエン受容体拮抗剤が痒疹に有効であることの確信を得るに至った．

　非常に有効な3剤の内服であるが，通常の抗ヒスタミン剤と違い，副作用に注意が必要である．最も多いのは，トラニラストの尿路系の副作用である．男性では少ないが，成人女性，特に中年以降の女性は頻尿や膀胱炎が発生する可能性が高いので，処方時にその旨の説明が必要である．小児の場合は長期に内服すると，まれにではあるが，軽度にその症状が出ることがある．柴胡清肝湯は，腹部不快感などが発生したり，不味くて飲めないことがある．また，トラニラスト，柴胡清肝湯を併用中に，まれに肝障害が発生することがあるので注意が必要である．プランルカストの副作用は少ないが，1例に女性化乳房の発生を経験したことがある．

2 皮膚疾患に対するマラセチアの関与

　マラセチアが原因とされている皮膚疾患以外にも，さまざまな皮膚疾患の治療の際に，マラセチアの関与を疑う必要があると考えている．特に，マラセチアが常在している脂漏部位の皮膚疾患の治療には注意が必要である．顔面への強力なステロイド外用の危険性は，皮膚科医のみならず医師にとって一般に知られるところであるが，他の治療法を見い出せずに処方している医師も少なくない．その使用の結果，発生する皮膚疾患の多くは，マラセチアの増殖の影響が疑われる．酒さ様皮膚炎，ステロイド痤瘡，アトピー性皮膚炎などが代表的疾患である．

　皮膚科での治療で最も使用頻度の高い外用剤は，ステロイド外用剤である．しかし，一般の方の中には，ステロイド外用剤は副作用が発生するため，使いたくないと考えるステロイドフォビアも増えてきた．ステロイドを使用するかどうかという点で医師と患者側に対立が生じる代表的な疾患は，アトピー性皮膚炎の治療においてである．患者としては脱ステロイド治療を望み，医師はステロイド治療を優先する場合が多く，医師と患者側に大きな溝が発生する場合もある．ステロイド治療をすべきかどうか．それを判断するキーポイントは，マラセチアであろうと筆者は考えている．医師側がステロイドの影響を再認識すること，中でも「ステロイドを使用するとマラセチアが増殖する」と認識することが重要である．ステロイド外用剤を使用すると白癬菌が増殖することは古くより知られているが，マラセチアも増殖する．その最たる疾患がステロイド痤瘡である．筆者は，1997 年，ステロイド痤瘡の原因はマラセチアであるとした研究成果の論文を，British Journal of Dermatology に「Involment of *Malassezia furfur* in steroid acne」と題して投稿した．残念ながら採用されず，翌年，Hee-Joon らのステロイド痤瘡の原因はマラセチアとする論文が最初の報告になった[4]．近年，この疾患の原因はマラセチアと認識されるようになった[5,6]．また，アトピー性皮膚炎患者の半数はマラセチア抗体が陽性である．中でも成人アトピー性皮膚炎患者の 80% が陽性であり，顔面・頸部の罹病期間と重症度に相関があり，マラセチア抽出液の皮内反応，貼付試験が有意に強い反応を示す[7]．筆者は，アトピー性皮膚炎と成人アトピー性皮膚炎の違いは，脂漏性湿疹の併発の有無と考えている．脂漏性湿疹の主要な原因はマラセチアであり，皮脂量が増加する新生児

期と成人の脂漏部位（顔面・頭・胸・背など）に発生が多い．幼少期にアトピー性皮膚炎だった患者が成人になり，幼少期と同じようにステロイド外用剤で治療し続けるとどうなるか．皮脂の増加とともに脂漏部位にはマラセチアが増加しているため，塗れば改善するが，止めれば再燃する事態に陥る．長年，ステロイド外用，内服治療を行って悪化した脂漏性皮膚炎の症例を各論に掲載した（I-6 脂漏性皮膚炎 症例42）．ステロイド外用剤の使用によりマラセチアが増えてしまうことを考えれば，当然の結果である．アトピー性皮膚炎の病態は皮膚バリア機能が低下した状態であり，表面にマラセチアを増やしてしまえば，皮内への混入の結果，抗体を作ってしまう．従来の治療はステロイド外用剤が主体であり，そのことが成人アトピー性皮膚炎患者のマラセチア特異IgE抗体の獲得に拍車をかけていたのではないかと考えられる．脱ステロイド治療では，強いリバウンドの発生後，改善に向かうことがあるが，それだけでは十分な効果を期待できないことが多い．それは，ステロイド外用剤を中止することで，表面のマラセチアが減少したとしても，常在真菌であるマラセチアを完全に排除できないことと，体内のマラセチア特異IgE抗体もなくならないため，皮膚炎の再燃は避けられないからと考える．

JCOPY 498-06372

3 マラセチアの影響を考えた アトピー性皮膚炎の治療

　日本で開発されたステロイド外用剤に代わる画期的な外用剤が，**タクロリムス軟膏**である．この治療薬は，成人アトピー性皮膚炎の顔面治療の第一選択薬となりつつある．ステロイド外用剤のような副作用がないという点で優れていると認識されているが，その免疫抑制作用による炎症の改善だけではない利点も併せ持っている．それは，**マラセチアに対する抗真菌活性を有している**という事実である[8]．つまり，ステロイド外用剤がマラセチアを増やすのに対して，マラセチアを減少させるという相反する作用を持っているのである[9] 図3．

　さらに，ステロイド外用剤は，皮膚萎縮，毛細血管拡張，多毛，色素沈着など様々な副作用を引き起こすが，タクロリムス軟膏はそのような副作用がない．し

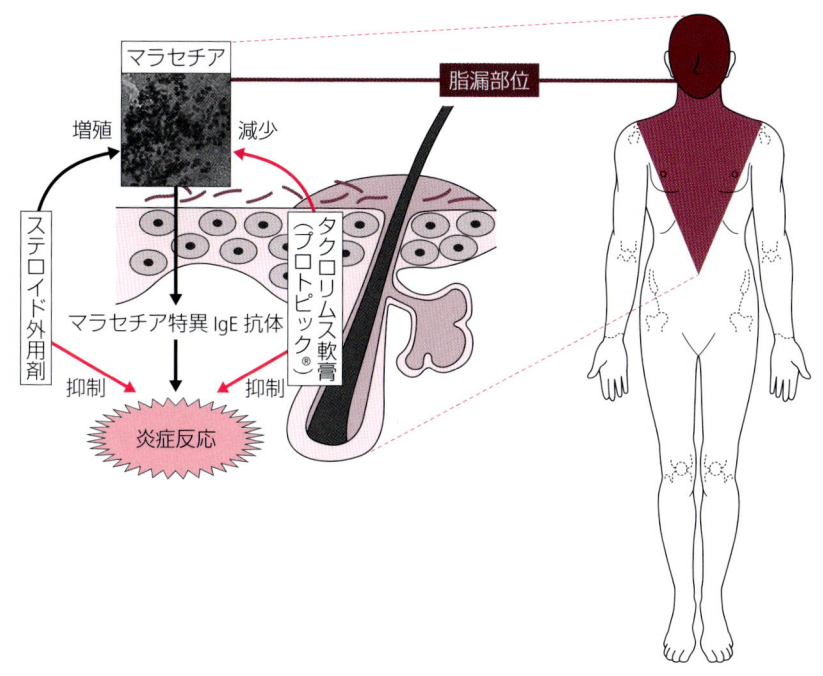

図3 脂漏部位における薬剤の作用の違い[9]

かも，タクロリムスの分子量が大きいため，皮膚炎の発生部位からは吸収されるが，正常皮膚からの吸収が乏しいというメリットがあり，過剰投与の危険性が少ない．発売当初，その免疫抑制作用ゆえに発がんの危険性が報じられたが，タクロリムス軟膏の外用による血中への吸収量が極めて低いことや，全世界で使われ，その使用群と未使用群で発がん性の有意差がないこともわかり，安全性が確立されるに至った．しかし，アトピー性皮膚炎にはタクロリムス軟膏単独による治療では十分ではない．顔面の皮疹が激しいとき，刺激が強くタクロリムス軟膏を使えないことがある．その場合，先に紹介したトラニラスト，柴胡清肝湯，プランルカストの内服を併用すると，タクロリムス軟膏の刺激が緩和して塗布できるようになり，内服の効果もあるので症状が改善していく．ただ，各論で掲載した症例の様に，タクロリムス軟膏使用中に酒さ様皮膚炎が発生し，イトラコナゾールを内服し改善した症例がまれに存在する（II-8 酒さ様皮膚炎 症例53）．このことは，タクロリムスがマラセチアに対する抗真菌活性を有するものの，その効果は乏しいということではないだろうか．しかし，タクロリムスではなくステロイドで治療すると，マラセチアを増やしてしまうのでタクロリムスのほうが有益である．

JCOPY 498-06372

4 年齢と部位を考えると皮膚疾患がわかる

　脂漏性皮膚炎や痤瘡などの脂漏部位に発生する疾患は，新生児期及び思春期から成人にかけて，脂漏が活発になる時期に発生しやすい．また，その時期のアトピー性皮膚炎は顔面などの脂漏部位に発生しやすく，多くのアトピー性皮膚炎患者は，乳児期に湿疹が顔面に発生していた可能性がある．確認は難しいが，乳児湿疹はマラセチアの影響を考える必要がある．

　新生児痤瘡は，患児副腎からのアンドロゲンの影響で，皮脂腺から分泌される皮脂量が増加して発症する痤瘡である．Rapelanoro らは新生児痤瘡様の皮疹に直接鏡検でマラセチアの胞子を確認し，ケトコナゾールが著効したことを根拠に neonatal *Malassezia furfur* pustulosis という疾患を提唱している[10]．面皰がなく膿疱を呈するといった点で新生児痤瘡と鑑別した．しかし，両疾患の鑑別が困難なことと，様々な新生児痤瘡に対してケトコナゾールが効果をもたらすことから，多少の皮疹の違いがあっても原因はマラセチアだと考えて間違いないようである．また，新生児期には新生児痤瘡以外に脂漏性湿疹が発生するが，これもマラセチアが原因であるのでケトコナゾールが有効である．新生児痤瘡と脂漏性湿疹が同時に発生する場合もある．乳児期に顔面などに発生する皮膚疾患には，ステロイド外用を避けることが重要であり，やむを得ず使用する場合は，抗真菌剤の併用が有用である．保険適用は 2 歳以降であるが，乳児期の顔面の皮膚炎の治療にはタクロリムス外用が最適であることは自明である．

5 年齢と部位による皮脂量の違いから マラセチアの影響を考えた薬剤を選択する

　マラセチアは，皮脂分泌の多い脂漏部位（顔面・頭・Vゾーン）に常在しているという認識が必要である．中年の男性は皮脂が増加し，顔面は皮脂が多いにもかかわらず，下腿などは角層の保湿能（主にセラミド）の低下状態で皮脂欠乏性湿疹が発生しやすくなる．この湿疹には，ステロイド外用剤を使っても問題が生じない．皮脂量から疾患の発症パターンを考えると，新生児期は皮脂が増加し，新生児痤瘡，脂漏性湿疹が発症する．生後6カ月頃から皮脂量が減少する．学童期は皮脂が少なく，皮膚のバリアが低下しやすい状態となるため外的物質の進入が容易となり，アトピー性皮膚炎の発症を引き起こしやすくなる．思春期から再び皮脂が増加するため，尋常性痤瘡が発生しやすくなり，続いて，脂漏性湿疹の発症を招く．加齢とともに角層の水分保持能力が低下し，皮脂欠乏性湿疹が下腿などに発症しやすくなる．乳児期と成人の脂漏部位にはマラセチアが常在しており，理想的には，マラセチアを増殖させる可能性があるステロイド外用剤を控えたいところである．マラセチアの繁殖だけが原因の疾患の場合は，抗真菌剤だけの治療で効果を期待できるが，炎症反応を伴う脂漏部位の皮膚炎の場合は，抗

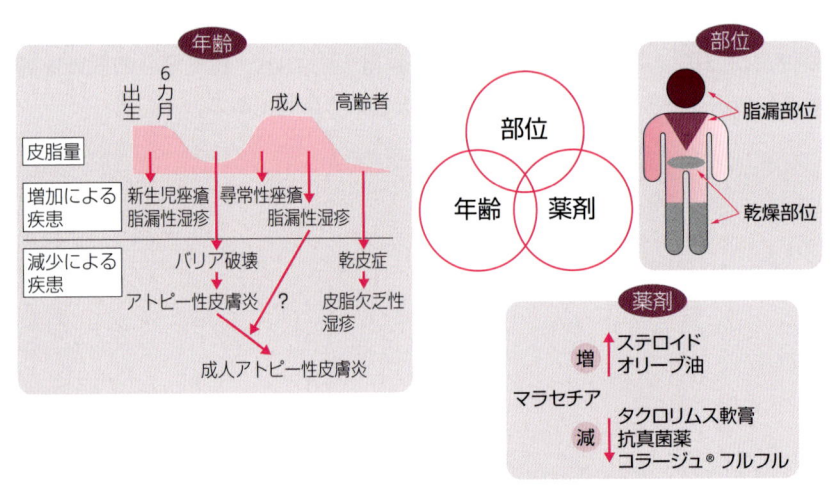

図4 部位・年齢・薬剤の視点から考えた治療[9]

真菌剤の効果を期待できないのでタクロリムス軟膏が重要な治療薬となる[9]．あまり知られていない事実であるが，マラセチアは真菌培地を用いた研究が不可能であった真菌である．しかし，あるものを加えることによって，その培養が成功した．それは，オリーブ油である．最近の健康食ブームにより，オリーブ油を過剰に摂取し皮膚炎の悪化をきたす場合があるので，マラセチアの関与する疾患を有する患者は過剰摂取を控えることが望ましい．脂漏部位の外用剤としてオリーブ油を使うことも控えるべきと考える．脂漏の融解のために，やむを得ず使用する場合は，抗真菌剤を併用するとよい（図4，Ⅰ-6 脂漏性皮膚炎 症例43）．オリーブ油の摂取が生体においてマラセチアを増殖させることの立証は難しい．オリーブ油を過剰に摂取した後に皮疹が発生した患者を経験したり，過剰な摂取を控えることで，症状が軽減した症例を多く経験している．関連した1つのエピソードを紹介する．当院に勤務する看護師の3匹の愛犬トイプードルのうちの1匹（オス）図5 が2歳の時に耳に脂漏性皮膚炎を発症した．看護師は，ドッグブリーダーからの情報で，オリーブ油とクローブ（9対1）の混合剤で愛犬の歯磨きを行っていた．1日1回の歯磨きの時は発症がなく，朝晩の2回に増やしてから発症した．しかし，長年，筆者の診療を傍らでみてきたので気づき，オリーブ油による歯磨きを中止したところ，ほどなく治癒し，現在まで9年にわたり再発がない状態が続いている．1日1回の歯磨きの時は発症がない点，他の2匹のトイプードルでの発症がない事から，オリーブ油の摂取で必ず発症するものではない．しかし，多量の摂取で個体差により発症する場合があるので，注意が必要である．

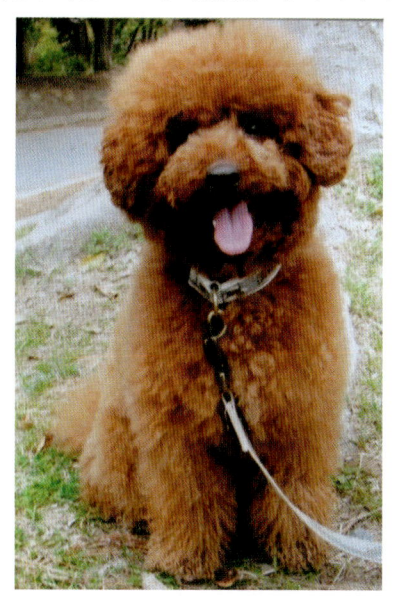

図5 オリーブ油を用いた歯磨きにより，耳に脂漏性皮膚炎が発症した当院に勤務する看護師の愛犬．
オリーブ油による歯磨きを中止したところ，ほどなく治癒し，現在まで9年にわたり再発がない状態が続いている．

6 痤瘡はアクネ菌に対する治療で十分なのか

　痤瘡は，毛包開口部の閉塞と皮脂の分泌亢進によって生じた面皰から始まり，面皰内でアクネ菌が増殖して炎症を惹起し，丘疹や膿疱を生じていくものと考えられている[11]．現在，痤瘡の原因菌はアクネ菌と考えられている．歴史的には，アクネ菌以外に *Pityrosporum ovale*, *Staphylococcus epidermidis* も原因菌として挙げられていたが，リパーゼ活性を有するものの微弱であるため，リパーゼ活性が強いアクネ菌が主な原因菌と考えられるようになった[12]．アクネ菌とマラセチアの検出を同時に調べた研究はほとんどないが，筆者が背部の痤瘡病変から調査した結果では両菌を検出し，アクネ菌だけでなくマラセチアの関与が疑われる結果を得ている[13,14]．その後の筆者の臨床経験では，背部，胸部の痤瘡の場合，抗生物質よりも抗真菌剤の方が有効であることがほとんどである．また，背部，胸部に発症しやすいステロイド痤瘡も，現在では，マラセチアが主な原因菌と考えられるようになっている．よって，躯幹の痤瘡は，アクネ菌も存在するが，マラセチアに対する治療が重要であると考えるに至った．その一方で，顔面の痤瘡に関しては，マラセチアの影響を考えるまで時間を要した．しかし，先に紹介した Neonatal *Malassezia furfur* Pustulosis という新生児痤瘡様の皮疹の報告がなされたり，新生児痤瘡様皮疹の多くは抗真菌剤が著効するという治療経験を得た[6]．それにより，新生児だけの現象ではなく，成人の顔面の痤瘡にもマラセチアが関与しているのではないかと徐々に疑い始めた．これまで成人の顔面の痤瘡でマラセチアの影響が疑われてこなかったのは，先に触れたリパーゼ活性が微弱であることや検出の難しさも要因と考えられる．躯幹のマラセチア毛包炎では，大型の *orbiculare* 型がほとんどであるため鏡検が容易である．しかし，顔面から検出されるマラセチアは小型の *ovale* 型が多く，検出が極めて困難である 図6．他に，欧米でマラセチアが注目されてこなかった要因として，古くより，過酸化ベンゾイルの治療が普及していたことが考えられる．**過酸化ベンゾイルはアクネ菌に効果的であるが，同時にマラセチアにも抗菌活性があることが報告されている**[15]．アクネ菌に対して使用した過酸化ベンゾイルがマラセチアにも有効であるため，マラセチアに対する別の治療が必要なかったのではないだろうか．一方，痤瘡治療の後進国である本邦では，過酸化ベンゾイルが使われてこなかったため，

JCOPY 498-06372

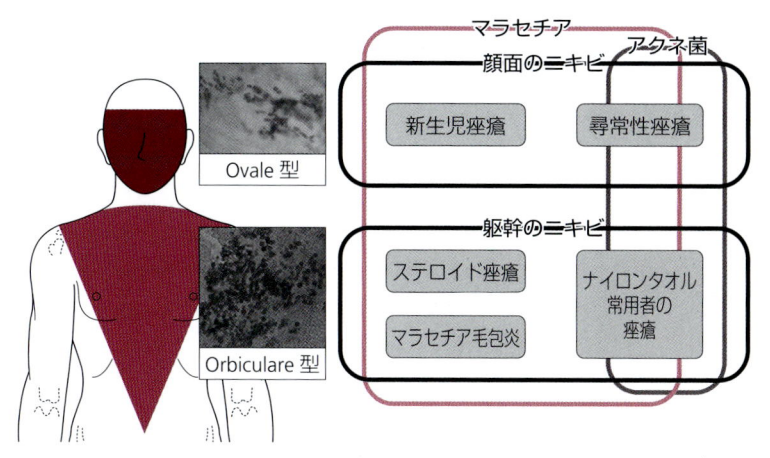

図6 筆者が考える痤瘡におけるアクネ菌とマラセチアの関係[16]

難治性の痤瘡が生み出されていた可能性がある．筆者は，顔面の**痤瘡に抗生物質と同時に抗真菌剤の外用療法を併用**し，抗生物質だけの治療よりも効果的であることを臨床治療で経験してきた[16]．しかし，マラセチアが原因菌であることの証明は極めて困難である．検出の難しさだけでなく，検出できたとしても常在真菌であるので，原因菌であることの証明には繋がらない．**難治性痤瘡に抗真菌剤の外用だけでなくイトラコナゾールの内服を試みたところ，外用のみよりも効果が大きいことがわかり症例報告を行った**[17]．イトラコナゾールの内服は，前額や頬に発生する皮疹にも効果があったが，特に**顎，フェイスラインの痤瘡に有効**であった．鼻に発生する丘疹には効果が見られない症例があった．顎，フェイスラインの痤瘡は，従来より成人の痤瘡で最も治りにくいものと認識されており，本報告は，その主要な原因菌がアクネ菌よりもマラセチアの可能性が高いことを裏付けるものである．

　日本メナード化粧品株式会社総合研究所の赤座らは，ニキビ病巣内にアクネ菌以外，マラセチアの生息を確認し[18]，アクネ菌とマラセチアの菌数を調べると，マラセチアの数はアクネ菌の 1/30 であると報告した（検出数の中央値）．しかし，真菌である**マラセチアは，アクネ菌の数十倍の大きさ（体積）があり，アクネ菌の数百倍のリパーゼ活性をもっていること**[19]，健常女性の顔面ではマラセチアはあまり検出されなかったが，**ニキビ患者の皮膚からは男女関わらずマラセチアが検出されたこと，炎症性ニキビの数と相関する**こともわかり，ニキビはアクネ菌だけによるものではなくマラセチアを含めた炎症性疾患であることを提唱してい

る[20]．従来，マラセチアのリパーゼ活性は弱いとされていたが，アクネ菌リパーゼの至適 pH は 7 くらいであるのに対し，マラセチアリパーゼは pH 5 くらいであること，また，アクネ菌はリパーゼを分泌するが，マラセチアはリパーゼを細胞壁に含んでいて分泌しないので，培地上清でリパーゼ活性を測定してもマラセチアでは活性を全く認めない．そのため，古い論文のデータは，マラセチアのリパーゼ活性が低いと誤って認識されていたとのことである．

筆者の臨床データ，ならびにニキビ病巣内の菌学的研究，マラセチアのリパーゼ活性の強さを鑑みると，座瘡治療においてアクネ菌のみを考えた病因論の再考が必要と考える．

JCOPY 498-06372

当院を受診されるアトピー性皮膚炎の患者には，パワーポイント（PP）を使って，皮膚の構造，皮膚の破綻状態，バリア説を説明している．以前，広島大学皮膚科（当時）の三原祥嗣医師による「コーチングを用いた小児アトピー性皮膚炎の診療」という講演を聴かせていただいた．コーチ（医師），クライアント（患者）が，①同じ絵を見る，②聞く，③思いを伝えるというものであり，中でも①の同じ絵を見ることの大切さを再認識した．患者側はステロイドを使いたくないという絵を見ているのに，医師はステロイドが必要であるという違う絵を見ていれば，治療がうまくいかない．そのため，火事（炎症）が起こっていれば，消防車（ステロイド）が必要であるという絵を見せるというものであった．PP を使ってモニター画面で説明を行うことは，①同じ絵を見るということだと考える．筆者は，開業以前は診察の際にノートパソコンを持参していた．バリア説が出た直後は，手書きの絵を診察室で見せながら説明していたが，様々な図や臨床写真を見せたほうが，よりわかりやすく多くの情報を患者に提供できるため PP を作成した．開業後は診察室にデスクトップパソコンを置き，活用している．本書では，患者への説明の際に使用していただけるように，一部症例につき治療前後の画像を収めた付録 QR コードをお付けした．PP を見せながら説明すると，子供さんでも何となく理解していただける．まさに「百聞は一見にしかず」である．初診時にこの説明をしっかり行っていれば，患者も納得して治療を受けられ，2 回目以降の診察が極めてスムーズに進む[21]．

8 バリア説の説明の仕方

筆者が外来で初診のアトピー性皮膚炎患者に行っている説明を紹介する.

患者：「アトピー性皮膚炎は何が原因ですか？どうして発症したのですか？」

医師：「アトピー性皮膚炎を含め，湿疹の多くは，皮膚の表面の乾燥が原因です．（パソコンの PP を見せながら）これは皮膚の断面図です．一番上に表皮があり，その下に真皮，脂肪層があります．

　一番上の表皮を拡大して見てみますと，表皮は角化細胞という細胞が隙間なくつながった状態であることがわかります．この表皮は非常に薄く，転んで膝を擦り剝きますと，簡単にこわれて表皮がなくなります．表皮がなくなると，血管の走っている真皮から血が出てきて痛みを生じます．包丁でちょっと切っただけで，血がにじんで痛いのも同様です．全身の皮膚の表面に表皮があり，体を守ってくれているので快適に生活できるのです．火傷をして広範囲に表皮がなくなると命に関わるのもご理解いただけると思います．この表皮は，固まっているわけではなく，生きている間中，寝ていても起きていても作り替えられています 図7．

　どこで作るかといえば，表皮の一番底の基底層に並んでいる角化細胞というお母さん細胞です．このお母さん細胞が分裂して，角化細胞の子供を産みます．後から分裂してできた子供の角化細胞に徐々に押し上げられ，

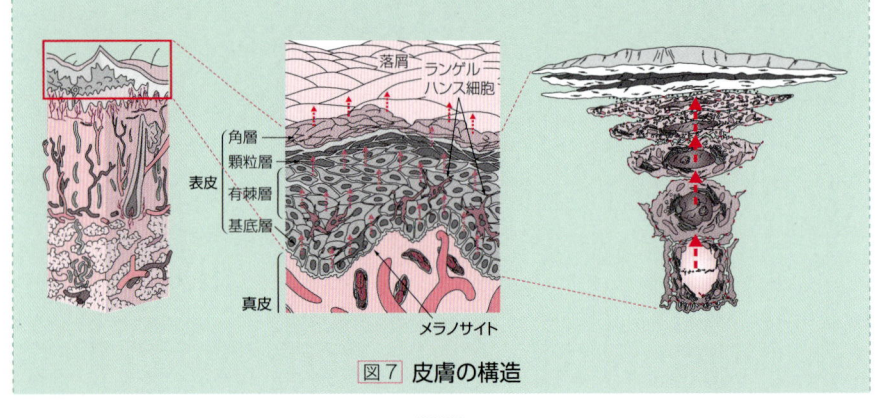

図7 皮膚の構造

JCOPY 498-06372

一番上まで行くと死んで角層というレンガになります．それが15層並んでいて，少しずつ表面から剥がれ落ちていきます．角層の整った正常の皮膚からは，細かくゆっくり剥がれるので，剥がれる瞬間は見えません．頭皮の場合，湿疹があると固まって角層が剥がれ落ちるので，フケが出るといわれたりします．

　図7では4層のみ表しましたが，実際は死んだ角層細胞がレンガのように15層並んでいます．レンガだけだと崩れますので，レンガの隙間を角質細胞間脂質がセメントのような役割をしてレンガを繋ぎ止めています．また，角層細胞（レンガ）の中には角質細胞内天然保湿因子という水分を保つ成分があります．しかも，皮脂腺から油が出て，表面にワックスをかけたような状態で，角層は中の水分が抜け出ないように守っているのです．ところが，アトピー性皮膚炎の多くの方は，角層の保湿力が減り隙間だら

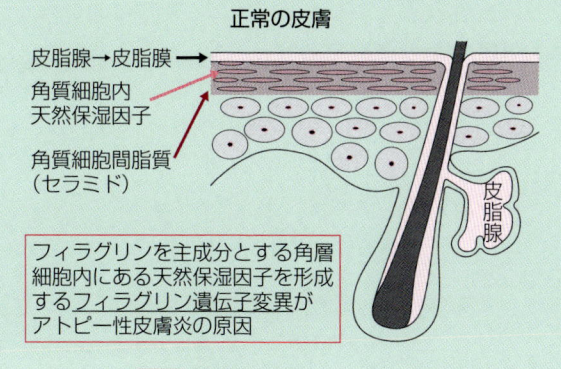

正常の皮膚

皮脂腺→皮脂膜
角質細胞内天然保湿因子
角質細胞間脂質（セラミド）
皮脂腺

フィラグリンを主成分とする角層細胞内にある天然保湿因子を形成するフィラグリン遺伝子変異がアトピー性皮膚炎の原因

図8　保湿機能が守られている正常の皮膚の表皮

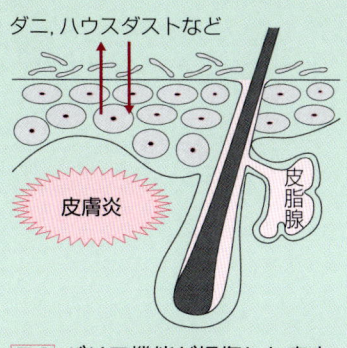

ダニ，ハウスダストなど

皮膚炎
皮脂腺

図9　バリア機能が損傷した表皮

けになっています．中には角層の水分保持機能やバリア機能を保つのに重要な蛋白質であるフィラグリンを生成する遺伝子変異の影響の場合もあります．保湿が十分でなくなると，外から色々な物が皮内に侵入し炎症反応が発生しやすくなります 図8, 図9．

　表皮の大部分は角化細胞ですが，他に，警察官に相当するランゲルハンス細胞が表皮という塀の上で監視を行っています．悪いばい菌などが侵入したら戦わなければなりません．正常の皮膚は塀がしっかりしているので侵入者が少ないですが，アトピー性皮膚炎の方の塀は隙間だらけですので，とびひや，水いぼの菌が侵入したり，外からさまざまな物が侵入してしまいます．隙間から何度も侵入するうちに，警察官が進入物質を捕らえて，所属リンパ節へ連行し情報処理を行い，情報結果をリンパ球に伝達して種々の物質に対してアレルギー反応を起こします．生まれた時にアレルギーはありませんが，乾燥を放っておくと，成長と共にアレルギー反応を起こすようになりアトピー性皮膚炎になります[22] 図10 」．

患者「なるほど，そういうことだったんですか！　よくわかりました．しっかり治療します」．

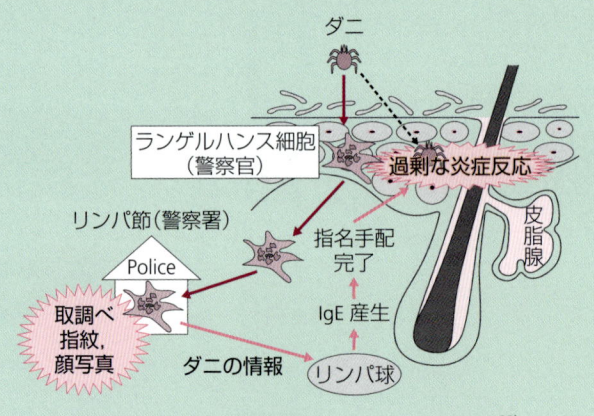

図10 アトピー性皮膚炎におけるバリア説[22]

文献

1) 河合修三. マラセチアの影響を考えたアトピー性皮膚炎の治療とは？. 大阪皮膚科医会会報. 2010; 44: 48-62.
2) 河合修三. アトピー性皮膚炎, ニキビの治し方〜知っていると役立つ, とっておきの治療ノウハウ〜. 大阪府薬雑誌. 2016; 67: 40-5.
3) Berroth A, et al. Role of fibroblasts in the pathogenesis of atopic dermatitis. J Allergy Clin Immunol. 2013; 131: 1547-54.
4) Hee-Joon, et al. Steroid acne vs. *Pityrosporum* folliculitis : the incidence of *Pityrosporum ovale* and the effect of antifungal drugs in steroid acne. Int J Dermatology. 1998; 37: 772-7.
5) 河合修三. ニキビ up date, 類症（acne like eruption）と鑑別疾患. Monthly book derma. 2001; 49: 26-33.
6) 河合修三. 癜風・マラセッチア毛包炎. Monthly book derma. 2002; 61: 20-7.
7) 中川秀巳. マラセチアと脂漏性皮膚炎・アトピー性皮膚炎. In: 玉置邦彦, 総編集. 第14巻 細菌・真菌性疾患. 最新皮膚科学大系. 東京: 中山書店; 2003: p.289-92.
8) Nakagawa H, et al. Tacrolimus Has Antifungal Activities against *Malassezia furfur* Isolated from Healthy Adults and Patients with Atopic Dermatitis. Clin. Drug Invest. 1996; 12: 244-50.
9) 河合修三. マラセチア感染症. 溝上裕子, 河合修三, 編著, 知識とスキルが見てわかる専門的皮膚ケア. 大阪: メディカ出版; 2008; p.159-65.
10) Rapelanoro R, et al. Neonatal *Malassezia furfur* pustulosis. Arch Dermatol. 1996; 132: 190-3.
11) 林 伸和. ざ瘡（にきび）. medicina. 2006; 43: 600-2.
12) Weary PE, Charlottesville Va. Comedogenic potential of the lipid extract of *Pityrosporum ovale*. Arch Dermatol. 1970; 102: 84-91.
13) 河合修三. 皮膚常在菌性毛包炎に対するナイロンタオルの影響並びに菌学的検討（第1報）. 皮膚科紀要. 1993; 88: 223-39.
14) 河合修三. 皮膚常在菌性毛包炎に対するナイロンタオルの影響並びに菌学的検討（第2報）. 皮膚科紀要. 1993; 88: 241-56.
15-1) Cove JH, Holland KT. The effect of benzoyl peroxide on cutaneous micro-organisms in vitro. App Bacteriol. 1983; 54: 379-82.
15-2) Young R, et al. Comparative in vitro efficacy of antimicrobial shampoos : a pilot study. Vet Dermatol. 2012; 23: 36-40.
16) 河合修三. なぜ, ニキビ治療薬の無効症例が存在するのか？当院での新たなニキビ治療法の試みについて. 大阪皮膚科医会会報. 2013; 55: 58-68.
17) 河合修三. イトラコナゾール内服治療を行った顔面ざ瘡の23例. 皮膚の科学. 2018; 17: 79-97.
18) Akaza N, et al. *Malassezia globosa* tends to grow activity in summer conditions more than other cutaneous *Malassezia* species. J Dermatol. 2012; 39: 613-6.

19) Akaza N, et al. Microorganisms inhabiting follicular contents of acne are not only Propionibacterium bat also *Malassezia* spp. J Dermatol. 2016; 43: 906-11.

20) 赤座誠文. 皮膚上の微生物と微生物制御. 日本防菌防黴学会誌. 2017; 45: 503-12.

21) 河合修三. 皮膚科開業医のエキスパートを目指して. In: 宮地良樹, 編. 新皮膚科レジデント戦略ガイド. 東京: 診断と治療社; 2009; p.328-32.

22) 河合修三. アトピー性皮膚炎. In: 溝上裕子, 河合修三, 編著. 知識とスキルが見てわかる専門的皮膚ケア. 大阪: メディカ出版. 2008; p.129-31.

JCOPY 498-06372

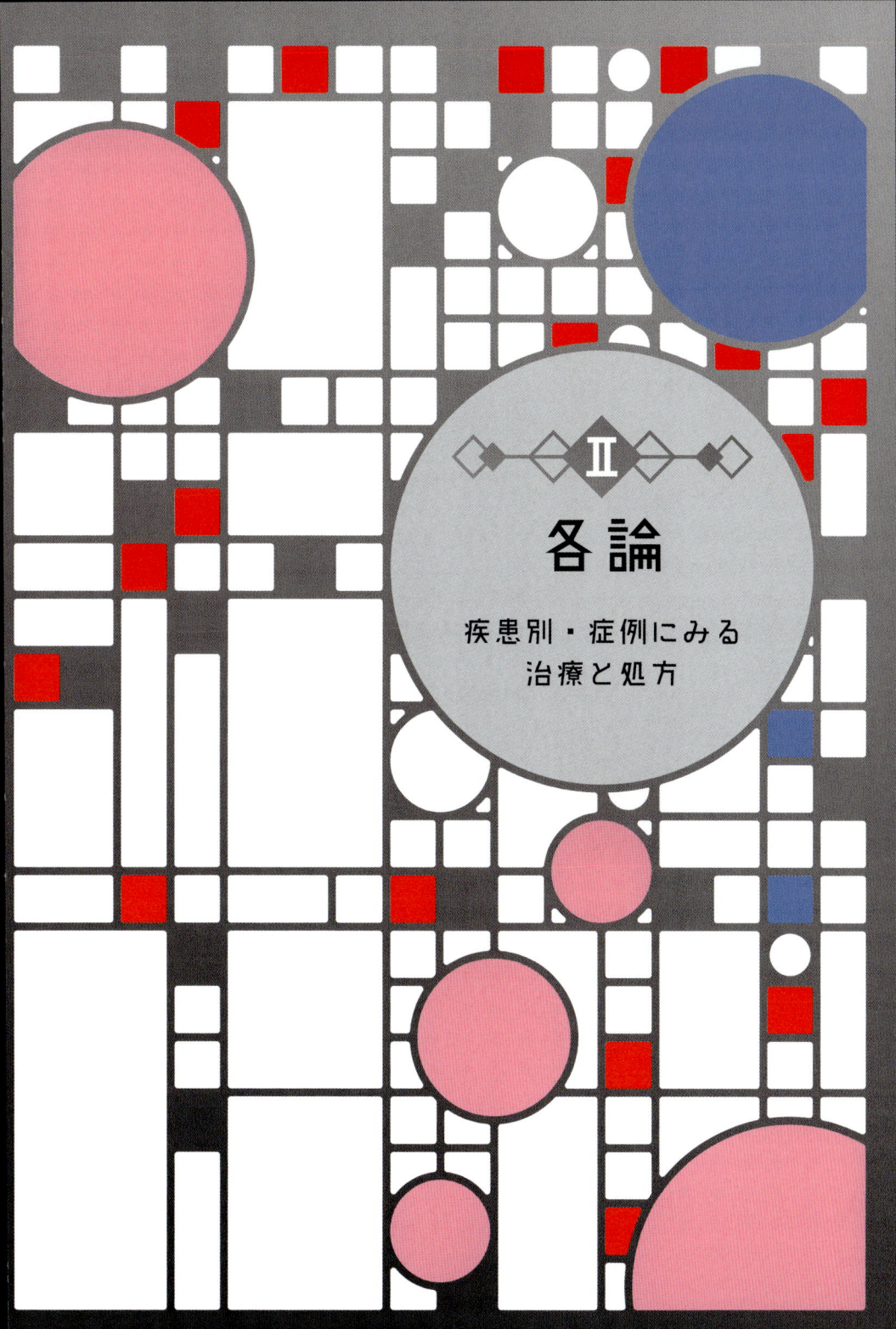

II 各論

疾患別・症例にみる
治療と処方

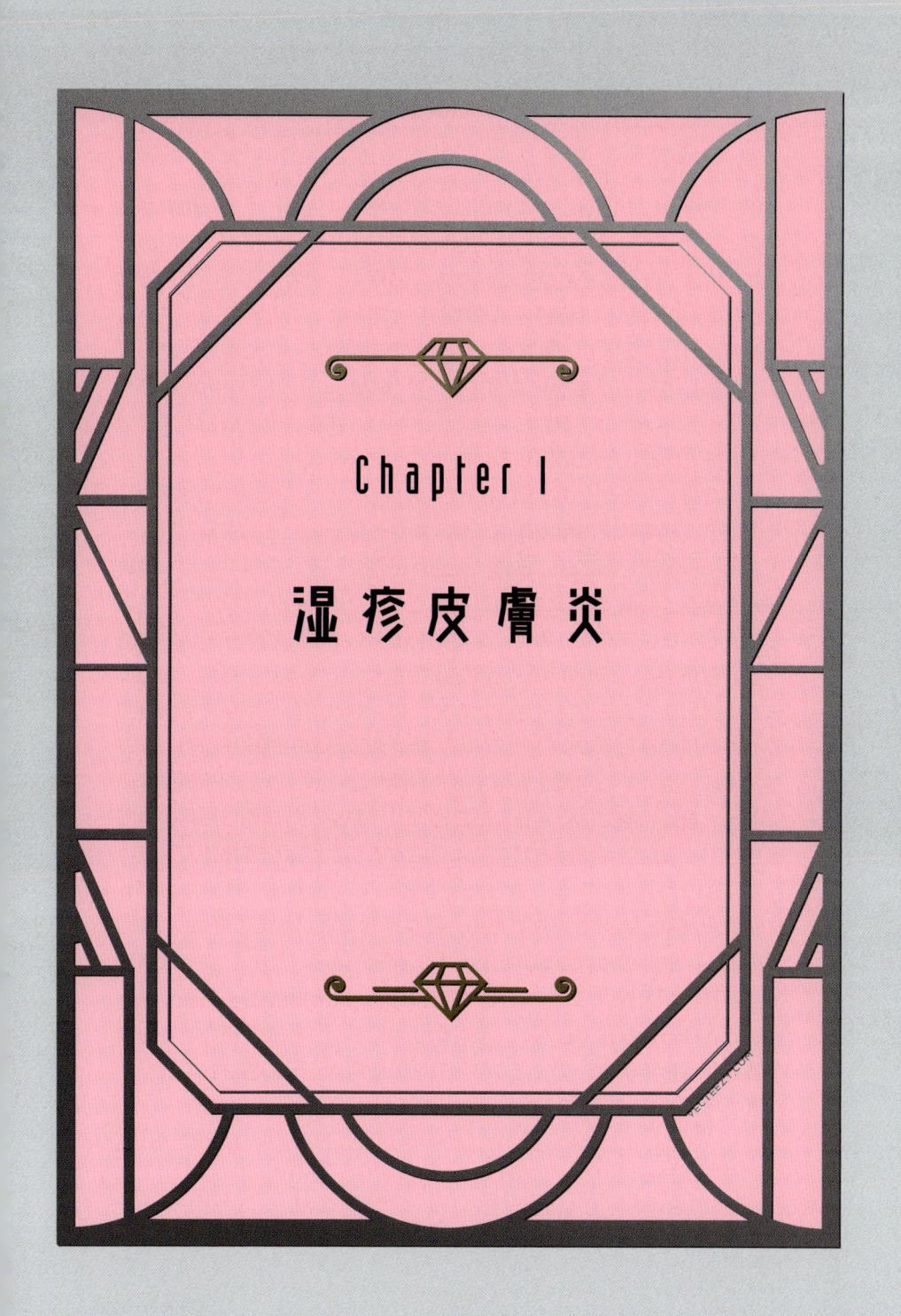

Chapter 1

湿疹皮膚炎

1　アトピー性皮膚炎

　総論で解説したように，本疾患は通常治療では治りにくく，患者がドクターショッピングをする代表的な疾患である．筆者が提案する内服薬の併用により改善した症例を提示する．治療中の患者から「いつまで治療すればいいのか」，「治りきりますか」と聞かれることがある．これらの質問に対し，アトピー性皮膚炎が発生する原因と，この疾患にどのように対応していくべきかを説明する．〔I- 総論〕のバリア説の解説のパワーポイント（PP）を患者に見せて，アトピー性皮膚炎の最初の原因は肌の乾燥であることを認識していただく．

　乾燥状態であるため外的物質の侵入を許してしまい皮膚炎が長引く．その結果，皮膚表面の免疫細胞が侵入物質を捕らえ，その物質に対してアレルギー反応を起こし，皮膚に炎症が起きてしまうのがアトピー性皮膚炎である．治療で皮膚炎を改善できても，乾燥状態になりやすい体質を変えることはできないので，保湿剤を塗布して肌の状態を安定させ続ける必要がある．アレルギー反応を起こすようになると，通常，その反応を完全になくすことはできないので，良くなっても，バリアが損傷すると再発が避けられないことになる．重症例は治療の継続が必要となるが，本書で紹介する治療を継続すると再燃や悪化が少なくなる例が多い．なるべく重症状態に進行させないために，小児期から早期に最善の治療を施しアレルゲンを獲得させないようにすることが大切である．

　2018 年から使用可能になったデュピルマブ製剤は，難治性のアトピー性皮膚炎に有効な薬剤である．投与早期から，瘙痒の軽減，TARC 値の低下，皮疹の改善が顕著にみられる薬剤である．ただ，高価な薬剤で患者負担が大きいこと，重症度や年齢によって制限があるため全例への適応となる治療法ではない．多くの症例において本著で紹介する治療で改善が望めるので，デュピルマブ製剤の使用は十分に検討して投与すべきと考える．

JCOPY 498-06372

A. 顔面の皮疹

　新生児期，乳児期の顔面の皮疹は，乳児湿疹と診断される例が多いが，アトピー性皮膚炎の初期症状であったり，脂漏性皮膚炎の症状が強く出る症例もある．いずれにしても，顔面，頸部という脂漏部位の皮疹は，マラセチアが関与していることを考慮した治療が重要である．ステロイド外用剤を塗布すると皮疹は軽減するが，再燃が多く，ステロイドによりマラセチアを増やしてしまうことに繋がる．一方，ケトコナゾールなどの外用抗真菌剤を使用すると，症例1，2のように改善が望める．効果は弱いが，ステロイド外用剤の代わりに非ステロイド外用剤の使用も有効なことがある．生後4カ月以降から，トラニラスト，抗ヒスタミン剤の内服の併用を開始する．重症例では，柴胡清肝湯の内服を追加するとさらに効果的である．柴胡清肝湯は不味い薬なので，マルツエキスと混ぜて頬粘膜に塗って飲ませるように服薬指導を行う．II-1 症例 12（39頁）のように，早期から内服を継続すると，肌の状態が良好になることが多い．顔面以外の躯幹，四肢の皮膚炎に対してはIV群の mild のステロイド剤の外用を行うが，顔面は使用を控えたい部位である．やむを得ず使用する場合は，ステロイドと同時にケトコナゾールを塗布するか，保険適用はないが，医師の裁量のもとに，小児用タクロリムス軟膏を顔面のみに使用すると効果的である．筆者は，新生児期，乳児期から，このような治療を開始した症例において重症化した例の経験がない．早期からの治療が，その後のアトピー性皮膚炎の状態を左右すると考えている．一方，思春期から成人になって顔面の皮疹が発生，悪化するアトピー性皮膚炎の治療も本書で紹介する方法を施すと改善がみられるので症例を提示する．

症例 1

生後1カ月　男児

　初診：2018 年 6 月 23 日．顔面，デコルテに，小丘疹の多発と皮膚炎が発生し，小児科医より紹介受診となる 1-1．皮疹の状態から乳児湿疹と判断し，ケトコナゾールクリームとヘパリン類似物質の外用を開始した．デコルテのみ，プレドニゾロン吉草酸エステル酢酸エステル軟膏の併用を2週間ほど行い，その後中止した．外用開始9日後の再診時には，丘疹，皮膚炎ともに消退傾向がみられた 1-2．ケトコナゾールクリームと，ヘパリン類似物質の外用の継続により，1カ月半後には，さ

らに改善がみられた **1-3**. 2カ月後には正常な状態に改善した **1-4**.

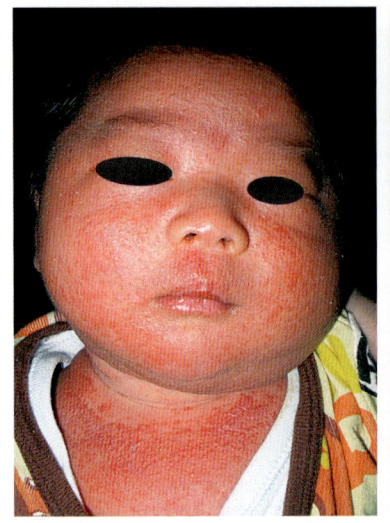

1-1 初診時の状態. 顔面, デコルテに, 小丘疹の多発と皮膚炎の発生がみられる.

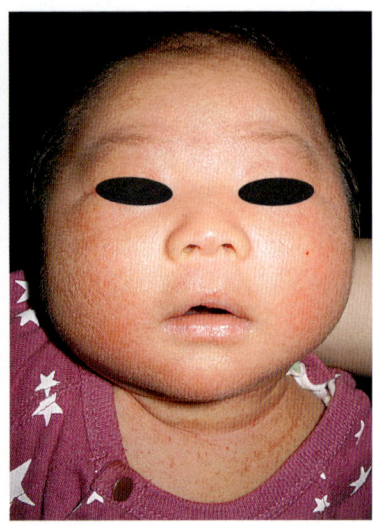

1-2 外用開始9日後の状態. 丘疹, 皮膚炎ともに消退傾向がみられる.

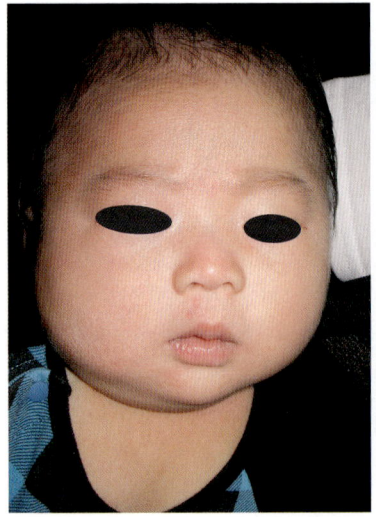

1-3 外用開始1カ月半後の状態. さらに皮疹の改善がみられる.

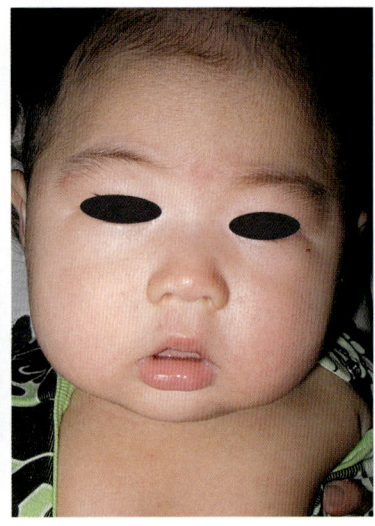

1-4 2カ月後の正常な状態.

JCOPY 498-06372

症例 2

生後1カ月　男児

初診: 2016 年 12 月 26 日．顔面に皮疹が発生し受診される．頬部，眉間，前額に乳児湿疹の発生がみられた 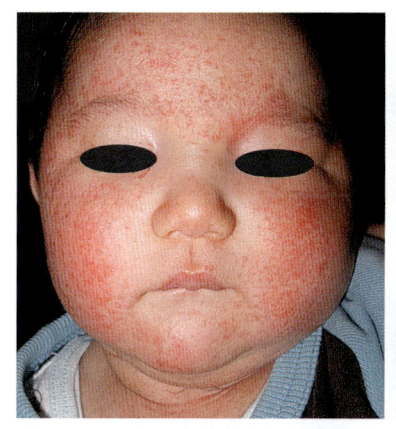。ケトコナゾールクリームとヘパリン類似物質の外用治療を開始した．なお，兄も当院にてアトピー性皮膚炎に対して小児用タクロリムス軟膏の外用治療を行い良好の状態であった．外用治療を開始し，11 日後には皮疹は改善傾向になった 2-2。皮疹が軽度に残存するため，母親の了解のもと，2 剤の外用に加え小児用プ

2-1 初診時の状態．頬部，眉間，前額に乳児湿疹の発生がみられる．

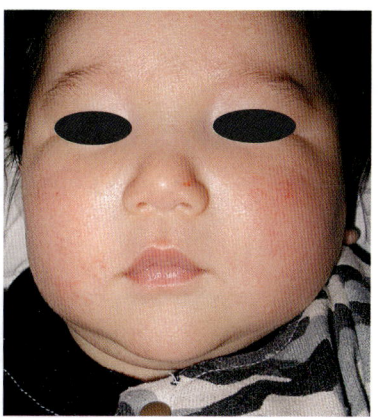

2-2 外用治療を開始 11 日後の状態．皮疹は改善傾向にある．

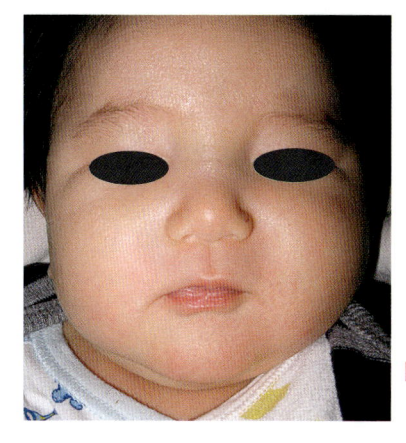

2-3 小児用プロトピック軟膏の外用の追加，10 日後の治癒状態．

ロトピック軟膏の外用を追加すると，10 日後には治癒状態となった **2-3**.

症例 3 生後 4 カ月　女児

初診：2002 年 6 月 21 日．顔面に皮疹が発生し，小児科にてステロイド外用剤による治療を行っていたが改善しないので紹介受診となる．両頬，顎に皮膚炎を認めた **3-1**. 乳児湿疹の状態であったが，後に肘窩などに皮疹の発生を認めたのでアトピー性皮膚炎の初期症状と診断した．母親の了解のもと，タクロリムス軟膏の外用，トラニラストの内服を開始した．治療開始 1 週間後には，軽度の発赤を残して皮疹はほとんど消失した **3-2**. 治療の継続により，4 週間後には両頬の発赤もほとんど消失した **3-3**. その後，顔面の状態は良好で，肘窩などに湿疹の発生した時期があったが良好の状態を維持した．2 歳時には，顔面には皮疹が全く発生しない正常な状態であった **3-4**.

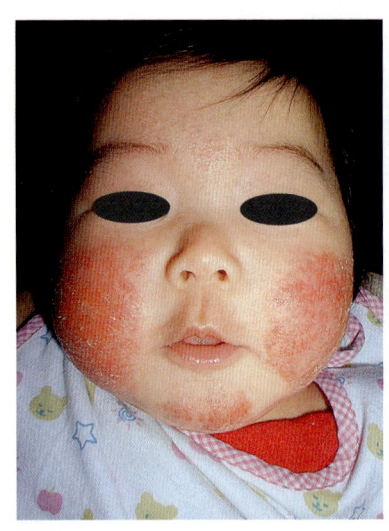

3-1 初診時の状態．両頬，顎に皮膚炎を認める.

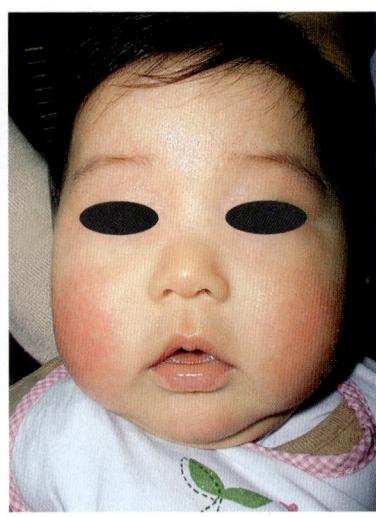

3-2 治療開始 1 週間後の状態．軽度の発赤を残して皮疹はほとんど消失した.

JCOPY 498-06372

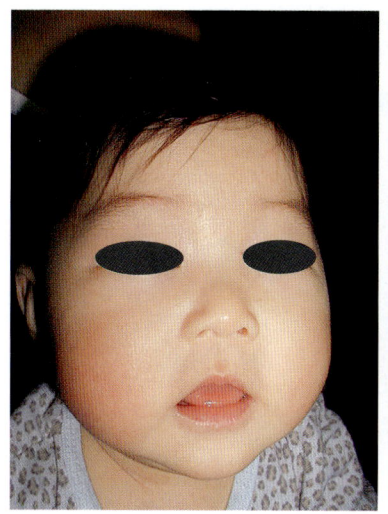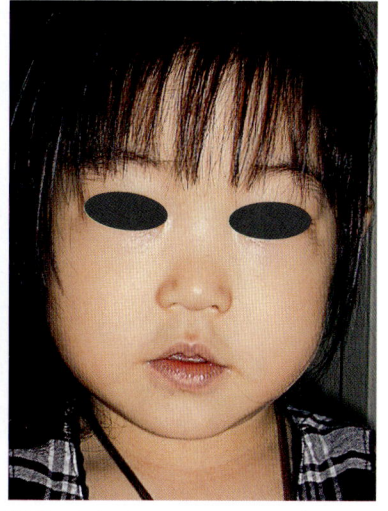

3-3 治療開始4週間後の状態. 頬の発赤もほとんど消失した.

3-4 2歳時の状態. 顔面には皮疹が全く発生しない正常な状態であった.

症例4

6カ月 女児

初診: 2016年3月22日. 顔面に皮疹が発生し, 小児科で治療するも改善せず受診となった. 両頬, 頸部の一部にびらんを混じた湿疹を認めた 4-1. なお, 父親もアトピー性皮膚炎があり, 当院にてタクロリムス軟膏の塗布を行い良好な状態であった. 父親の了解のもと, 小児用タクロリムス軟膏, ヘパリン類似物質の外用, トラニラスト, クロルフェニラミンマレイン酸塩, 柴胡清肝湯, マルツエキスの内服を開始した. 治療開始2週間後には, わずかな皮疹の残存を認めるものの略治の状態に改善した 4-2. 治療開始1カ月後には, 治癒状態になった 4-3.

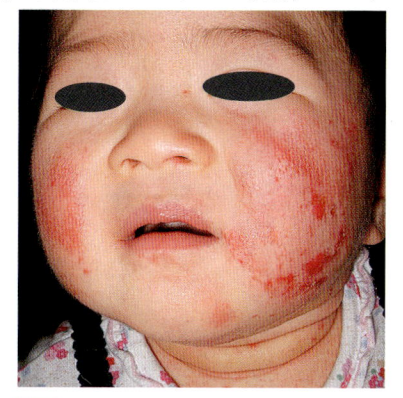

4-1 初診時の状態. 両頬, 頸部の一部にびらんを混じた湿疹を認める.

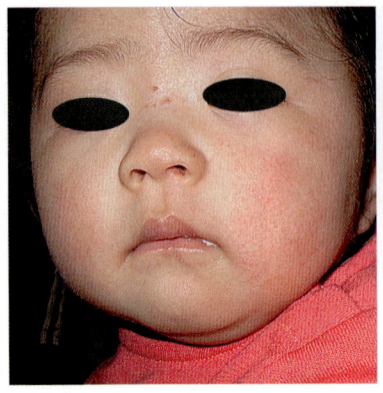
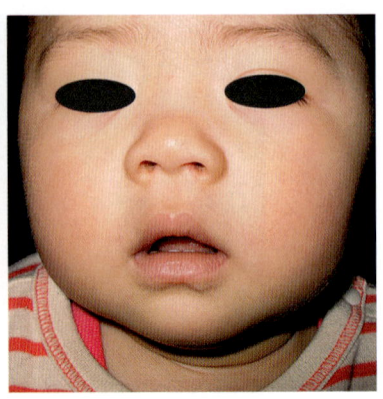

4-2 治療開始2週間後の状態. わずかな皮疹の残存を認めるものの略治の状態に改善した.

4-3 治療開始1カ月後の治癒状態.

症例 5 4カ月 男児

初診: 2015年12月11日. 頬部に皮膚炎が発生し受診となる. 左頬に湿疹局面を認めた 5-1. なお, 姉も当院にてアトピー性皮膚炎に対して小児用タクロリムス軟膏の外用治療を行い良好の状態であった. 母親の了解のもと, 小児用タクロリムス軟膏, ヘパリン類似物質の外用, トラニラスト, クロルフェニラミンマレイン酸塩の内服を開始した. 治療開始数日後に改善し始め, 2カ月後には正常な状態になった 5-2.

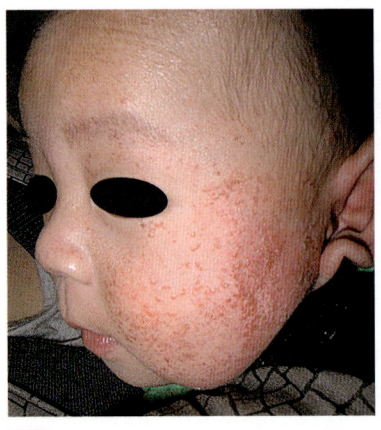
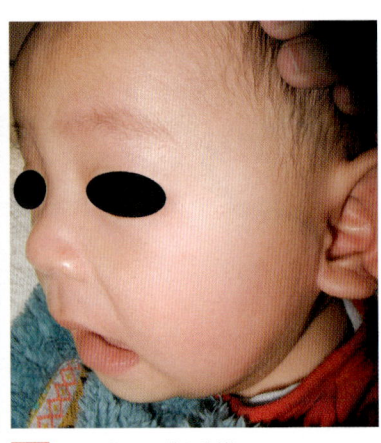

5-1 初診時の状態. 左頬に湿疹局面を認めた.

5-2 2カ月後の正常な状態.

JCOPY 498-06372

症例 6

37歳　男性

初診: 2002年5月29日. 近医内科でアトピー性皮膚炎に対してステロイド剤の外用, 内服治療を長期に受けるも改善せず受診となる. 顔面全体に鱗屑を伴った湿疹病変を認め, 左眼の白内障で視力障害があった 6-1. ステロイド内服, 外用を中止し, トラニラスト, 白虎加人参湯の内服, 成人用タクロリムス軟膏の外用を開始した. 治療の変更により顔面の症状は軽減し, 1年後には正常な状態に改善した 6-2.

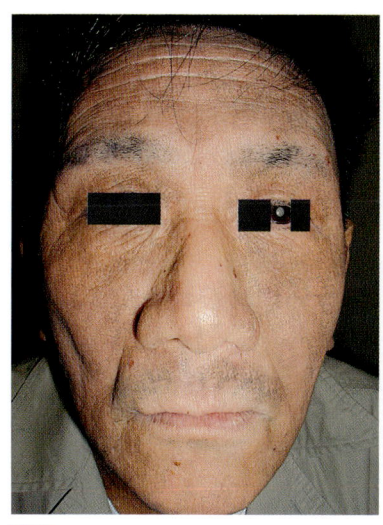 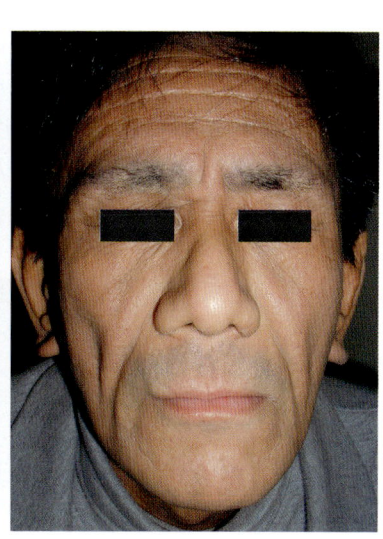

6-1 初診時の状態. 顔面全体に鱗屑を伴った湿疹病変を認め, 左眼の白内障による視力障害を認めた.

6-2 1年後の状態. 顔面の皮疹は消失し, 正常な状態に改善した.

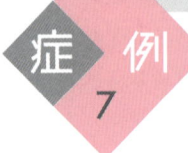

55 歳　女性

　初診：2017 年 7 月 22 日．1 年前から顔面に皮疹が発生し，近医皮膚科，市民病院で治療するも改善せず受診となる．これまで，顔面はプレドニゾロン吉草酸エステル酢酸エステル軟膏，アルクロメタゾンプロピオン酸エステル軟膏，顔面以外はベタメタゾン酪酸エステルプロピオン酸エステル軟膏の外用を行っていた．顔面には苔癬化局面が多発していた 7-1．イトラコナゾール内服（100mg/ 日，14 日間のみ），トラニラスト，柴胡清肝湯，プランルカスト内服，顔面は成人用タクロリムス軟膏，顔面以外は受診前と同じベタメタゾン酪酸エステルプロピオン酸エステル軟膏の外用を行った．治療開始 9 日後の再診時には顔面の苔癬化局面が平坦化し，赤みの軽減もみられた 7-2．治療の継続により，2 カ月後には顔面は正常な状態に改善した 7-3．

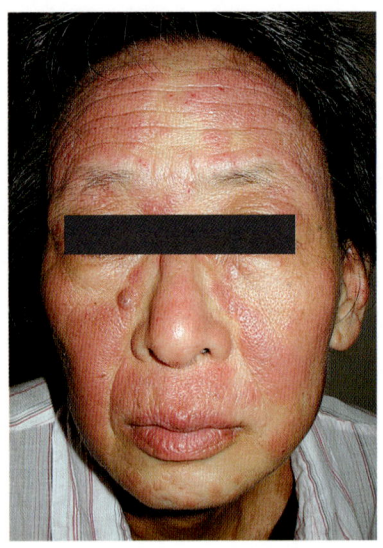

7-1 初診時の状態．顔面には苔癬化局面が多発していた．

JCOPY 498-06372

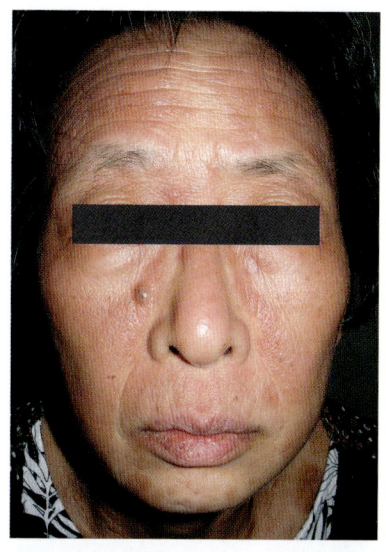

7-2 治療開始 9 日後の状態. 顔面の苔癬化局面が平坦化し, 赤みの軽減もみられた.

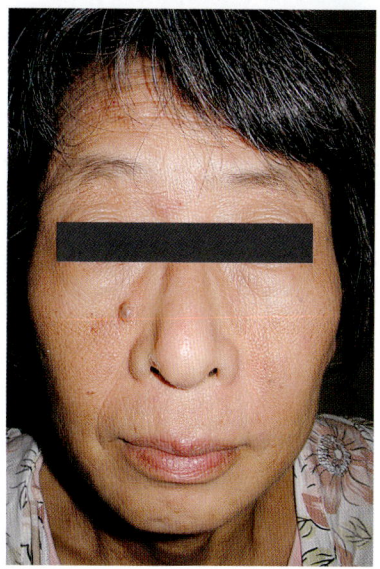

7-3 2 カ月後の状態. 顔面は正常な状態に改善した.

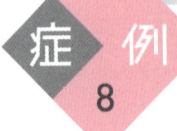

39 歳　女性

初診: 2017 年 3 月 7 日. 2 カ月前から顔面に皮疹が発生し, アレルギー内科を受診, 一時的に改善した. しかし, 再発したため皮膚科を受診し, フェキソフェナジン内服, ヒドロコルチゾン酪酸エステル軟膏の治療を行った. 治療で一時的に改善していたが, その後激しく悪化し, 知り合いの看護師の勧めで受診となる. 鼻と鼻周囲を避けて, 両頬, 眼の周囲, 前額の一部に赤みの強い紅斑を認めた **8-1**. イトラコナゾール内服 (100mg/ 日, 14 日間), トラニラスト, 柴胡清肝湯, ミノサイクリン内服, 成人用タクロリムス軟膏の外用を開始した. 15 日後の再診時には, 皮疹の著明な改善を認めた **8-2**.

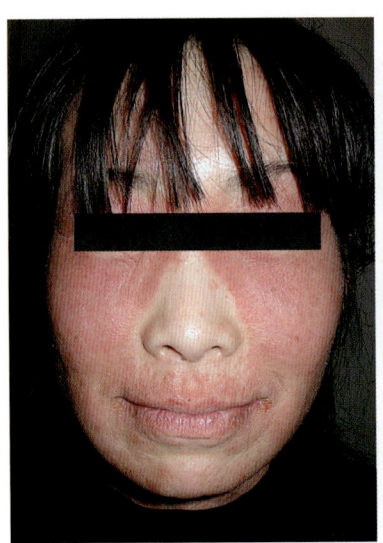
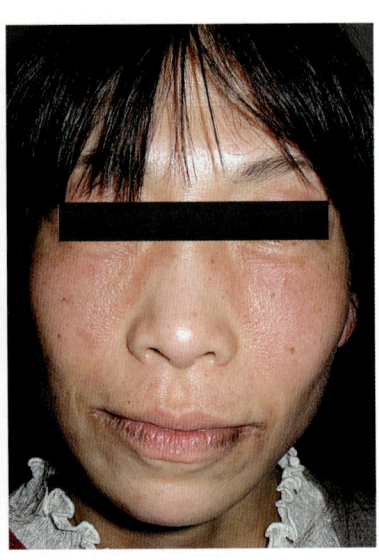

8-1 初診時の状態. 鼻と鼻周囲を避けて, 両頬, 眼の周囲, 前額の一部に赤みの強い紅斑を認めた.

8-2 15 日後の状態. 皮疹は, 著明に改善した.

JCOPY 498-06372

症例 9

45歳 女性

初診：2016年7月12日．10年以上前からステロイドを使用しない皮膚科を受診し，漢方薬，食事制限，強酸性水などによる治療を受けていた．治療を継続するも徐々に悪化し，仕事に支障が出始めたため近医内科を受診し，内科医の勧めで当院受診となる．両頬，眼の周囲，前額に苔癬化のみられる湿疹病変を認めた 9-1．イトラコナゾール内服（100mg/ 日，14日間のみ），トラニラスト，柴胡清肝湯，プランルカスト内服，成人用タクロリムス軟膏の外用を開始した．治療開始13日後には，顔面の皮疹は著明に改善した 9-2．治療の継続により，2カ月後には正常な状態に改善した 9-3．

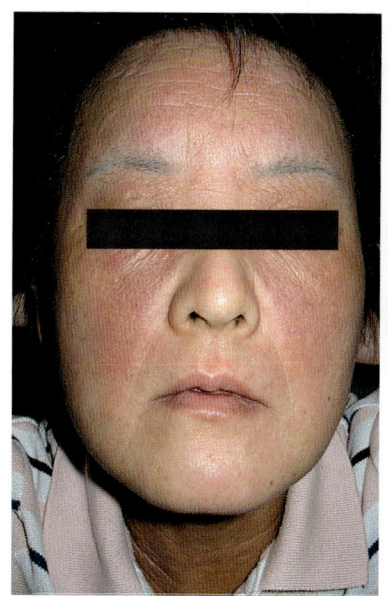

9-1 初診時の状態．両頬，眼の周囲，前額に苔癬化のみられる湿疹病変を認めた．

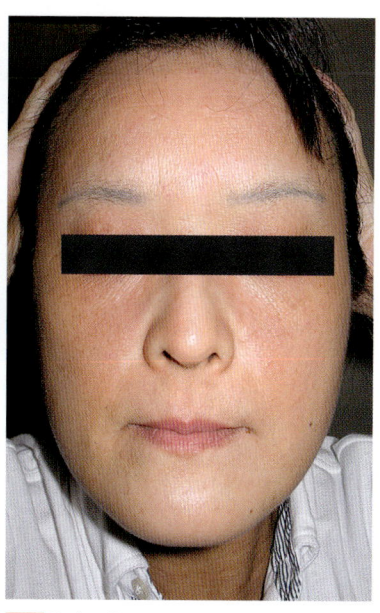

9-2 治療開始13日後の状態．顔面の皮疹は著明に改善した．

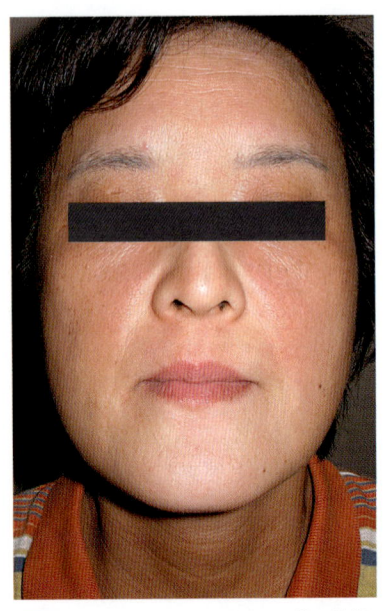

9-3 治療開始 2 カ月後の状態. 正常な状態に改善した.

53 歳 女性

症例 10

　初診：2017 年 11 月 21 日. 中学 2 年生の頃から顔面を中心にアトピー性皮膚炎が発症し, 近医皮膚科にてステロイド外用剤と, 悪化時にステロイド内服の治療を継続していた. 受診当時, ベタメタゾン 2 錠 (1mg) を内服中であった. 以前, タクロリムス軟膏を塗ったことがあるが, 刺激で継続することができなかった. 眼科医の紹介で受診となる. 眼の周囲, 頬, 前額に赤みの強い紅斑を認めた 10-1. イトラコナゾール内服 (100mg/ 日, 14 日間), トラニラスト, 柴胡清肝湯, プランルカスト内服, 成人用タクロリムス軟膏の外用を開始した. 治療開始 4 週間後の再診時には, 顔面の皮疹は軽減がみられた 10-2. 治療の継続により, 3 カ月後にはさらに改善した 10-3. 治療開始 5 カ月後には, さらに改善し, 軽い発赤を認めるのみであった 10-4.

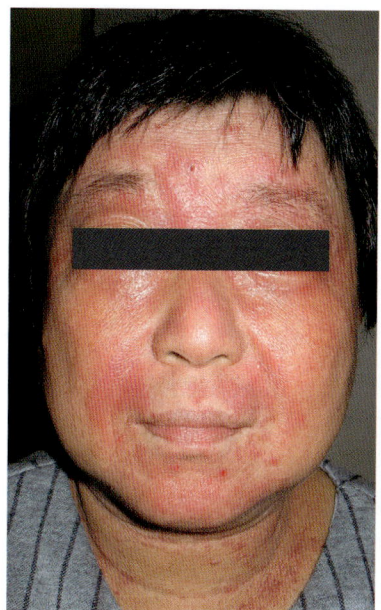

10-1 初診時の状態. 眼の周囲, 頬, 前額に赤みの強い紅斑を認めた.

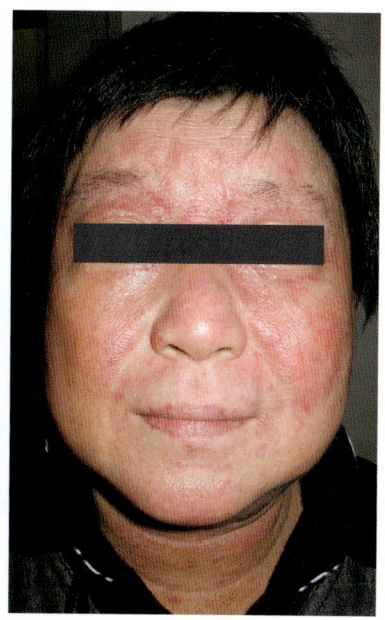

10-2 治療開始4週間後の状態. 顔面の皮疹は軽減がみられた.

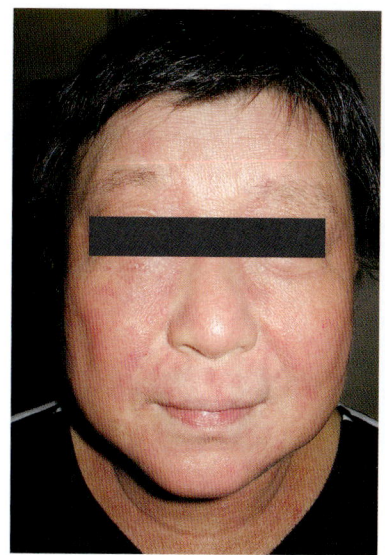

10-3 治療開始3カ月後の状態. 皮疹は, さらに改善した.

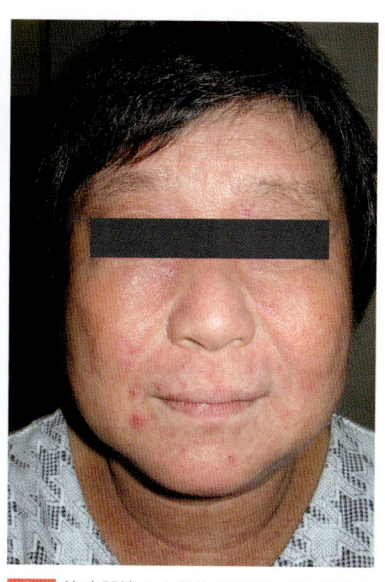

10-4 治療開始5カ月後の状態. 軽い発赤を認めるものの, さらに改善した.

症例 11

23 歳　男性

　2016 年 11 月 28 日．小学校低学年から，アトピー性皮膚炎が顔面，頸部，頭皮，上肢に発生する．これまでに一度，タクロリムス軟膏を使用するも刺激が強く使えないため，ステロイド外用剤を 1 週間に 2 回ほど継続的に塗布していた．徐々に悪化してきたため，知り合いの勧めで受診となる．眼の周囲，前額に鱗屑を伴う湿疹病変を認めた 11-1．イトラコナゾール内服（100mg/ 日，14 日間），トラニラスト，柴胡清肝湯，プランルカスト内服，顔面には成人用タクロリムス軟膏，顔面以外にはベタメタゾン酪酸エステルプロピオン酸エステル軟膏の外用を開始した．内服治療の併用により，以前は刺激が強く塗れなかったタクロリムス軟膏の外用ができるようになり，1 カ月後の再診時には著明に改善した．その後も治療を継続し，安定した状態になった 11-2．

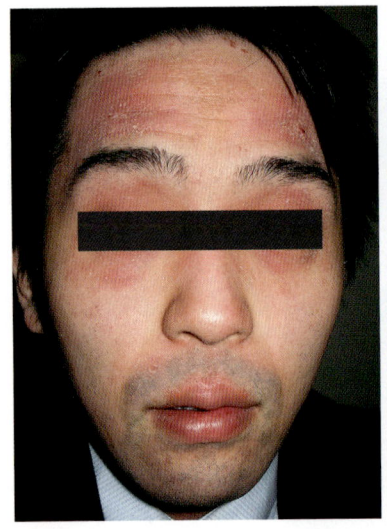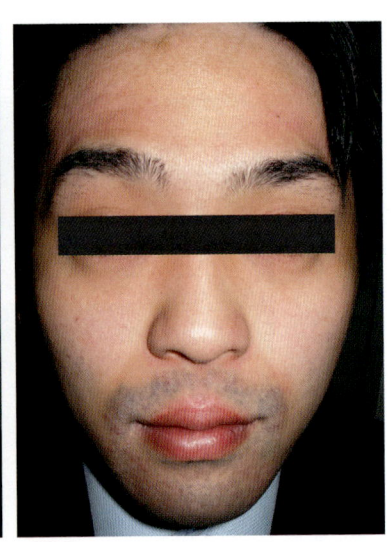

11-1 初診時の状態．眼の周囲，前額に鱗屑を伴う湿疹病変を認めた．

11-2 2 年後の状態．顔面は，正常な状態に改善した．

JCOPY 498-06372

B. 躯幹，四肢の皮疹

　顔面以外でも，脂漏部位であるVゾーンはマラセチアの常在部位であるので，ステロイド外用剤よりもタクロリムス軟膏の外用が適している．しかし，痒疹や苔癬化病変にはステロイド外用剤を使わざるを得ない．トラニラスト，柴胡清肝湯，プランルカストの内服を併用すると，より効果的である．治療症例を提示する．

症例 12　4カ月　女児

　初診：2015年1月28日．2カ月前から全身が乾燥状態になり白色ワセリンをしっかり塗布していた．その後，湿疹が多発し受診となる．顔面は正常であったが，躯幹，四肢に湿疹病変が多発していた **12-1**．トラニラスト，柴胡清肝湯，クロルフェニラミンマレイン酸塩，マルツエキスの内服，クロベタゾン酪酸エステル軟膏，白色ワセリンの外用を開始した．柴胡清肝湯を飲みやすくするために，マルツエキスと混ぜて飲むように指導した．治療開始20日後には，全身の湿疹の軽減がみられた **12-2**．治療開始4カ月後には，全身の湿疹は消退し，正常な皮膚状態に改善した **12-3**．治療開始5カ月後には，さらに皮膚の状態が安定した **12-4**．柴胡清肝湯の内服を中止し，他の内服は約1年継続し，治癒したので終了した．

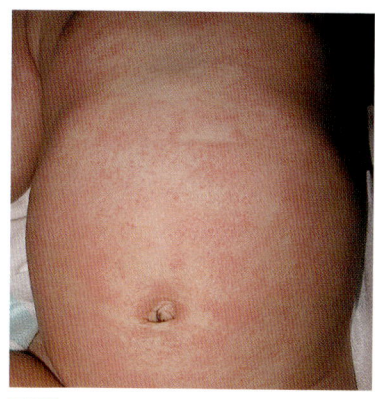

12-1 初診時の状態．躯幹に湿疹病変が多発していた．

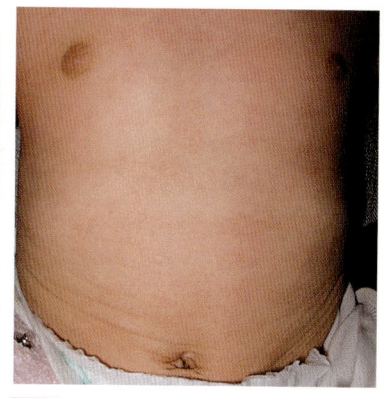

12-2 治療開始20日後の状態．全身の湿疹の軽減がみられた．

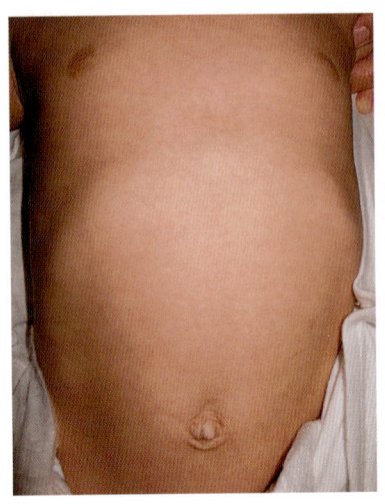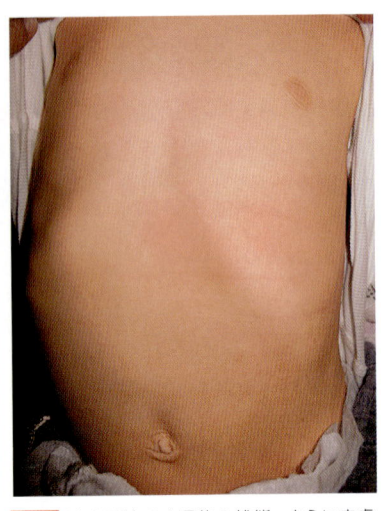

12-3 治療開始4カ月後の状態. 全身の湿疹は消退し, 正常状態に改善した.

12-4 治療開始5カ月後の状態. さらに皮膚状態が安定した.

症例 13

44歳　男性

　初診: 2014年7月25日. 小児期よりアトピー性皮膚炎があり, 10年前に今回のような悪化がみられた. 1カ月前から悪化したため, 勤務している会社の診療所の紹介で受診となる. 全身に湿疹が多発し, 紅皮症状態であった **13-1**. 夏の急激な悪化であるため, マラセチアの影響が考えられた. イトラコナゾール, トラニラスト, 柴胡清肝湯, プランルカストの内服, 外用はステロイド剤は使用せずに, タクロリムス軟膏による治療を開始した. 治療開始11日後の再診時には, 紅皮症は劇的な改善がみられた **13-2**. 治療の継続により, 40日後の再診時には, さらに改善がみられた **13-3**. イトラコナゾールは, 100mg 14日内服を2クール投与して中止した. 柴胡清肝湯は3カ月内服後, プランルカストは7カ月内服後に中止し, トラニラスト内服のみ継続中で, タクロリムス軟膏の外用も必要のない状態が継続している.

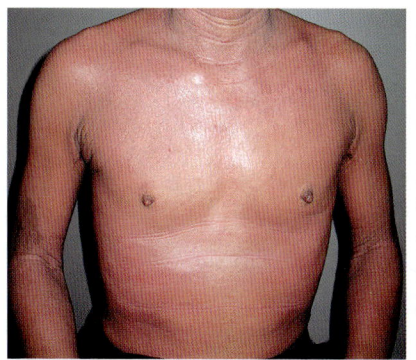
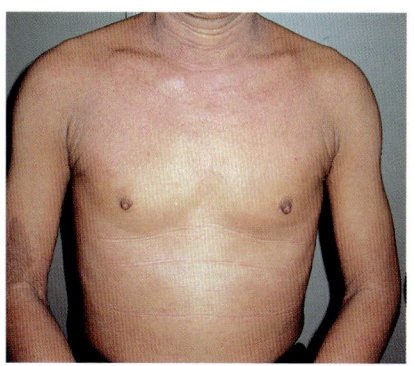
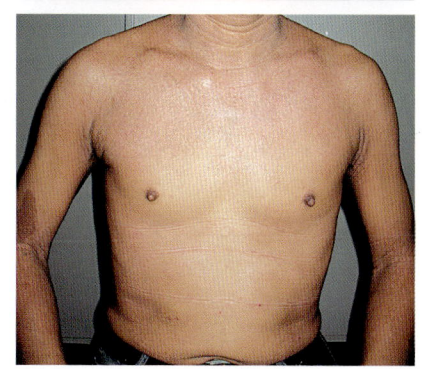

左上：13-1 初診時の状態．全身に湿疹が多発し，紅皮症であった．
右上：13-2 治療開始 11 日後の再診時の状態．紅皮症は劇的な改善がみられた．
左下：13-3 治療開始 40 日後の状態．紅皮症の状態は改善し，デコルテなどに軽度，湿疹が残存している．

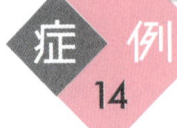

37歳 男性

初診：2012年6月18日．小児期からアトピー性皮膚炎を発症し，15年前から大学病院の皮膚科で治療を受けてきたが改善しないため，知人の勧めで当院を受診となる．顔面にヒドロコルチゾン酪酸エステル軟膏，体にはジフルコルトロン吉草酸エステル軟膏を外用し，抗ヒスタミン剤の内服を行っていた．顔面，眼の周囲，頸部，躯幹，四肢の全身に湿疹が認められた．背部，上肢は，苔癬化，痒疹が混在し難治性であった 14-1 ．トラニラスト，柴胡清肝湯，プランルカストの内服，タクロリムス軟膏，ヘパリン類似物質の外用を開始した．治療開始2週間ほどで，顔面の皮疹は改善した．全身の皮疹は難治性であったが，徐々に改善傾向がみられ，10カ月後には小さい痒疹の多発はかなり消退した 14-2 ．プランルカスト内服は，患者からの希望で8カ月投与して中止とした．治療の継続により，14カ月後には，さらに改善した 14-3 ．夏に躯幹の皮疹が悪化

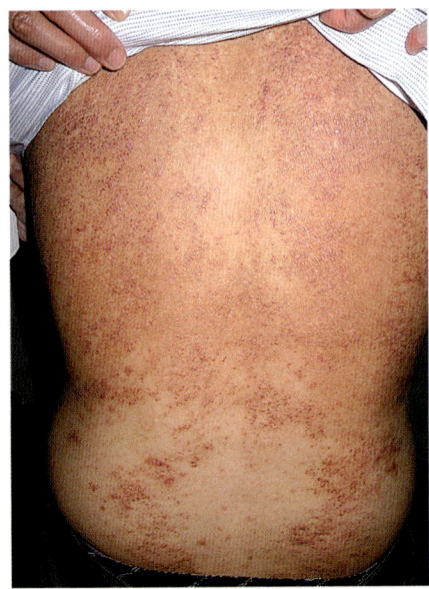

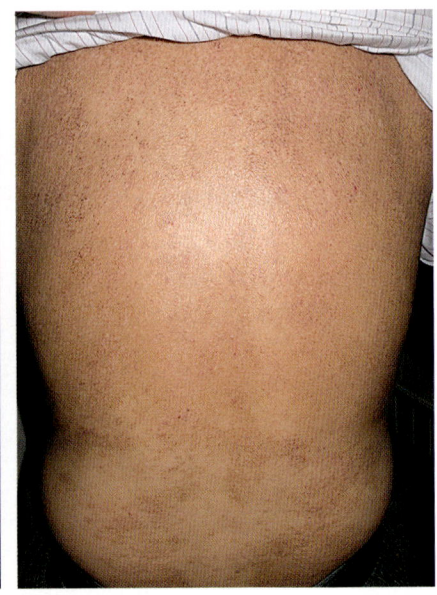

14-1 初診時の状態．背部は，苔癬化，小さい痒疹が多発し難治性であった．

14-2 治療開始10カ月後の状態．小さい痒疹の多発はかなり消退した．

JCOPY 498-06372

するため，夏季に，イトラコナゾール 100mg 14 日の内服を
1 から 3 クール追加した．投与により，痒みと皮疹の軽減がみ
られた．治療の継続により，3 年後には痒疹が消失し，正常に
近い皮膚状態となった 14-4．

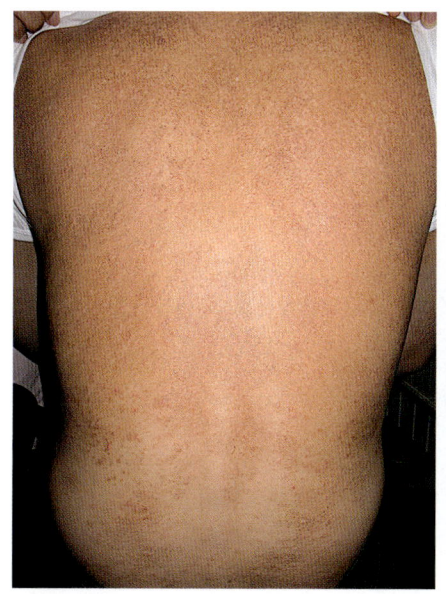 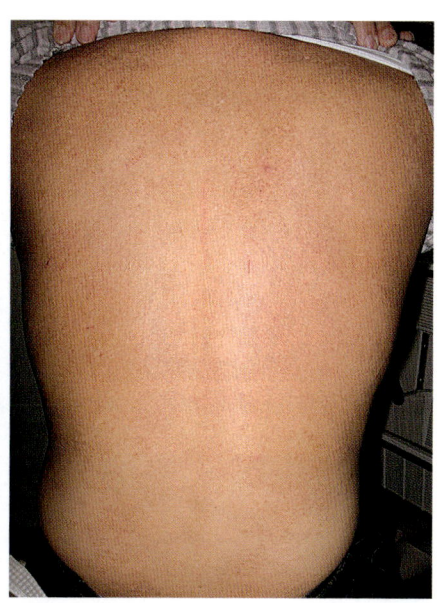

14-3 治療開始 14 カ月後の状態．小さい痒疹は
ほとんど消失した．

14-4 治療開始 3 年後の状態．痒疹が消失し，正常
に近い皮膚状態となった．

27 歳　男性

初診：2017 年 1 月 18 日．小児期よりアトピー性皮膚炎を
発症し，成長と共に軽減していた．2 カ月前から躯幹，四肢に
皮疹の悪化が始まり，前医皮膚科で顔面はアルクロメタゾンプ
ロピオン酸エステル軟膏，それ以外はベタメタゾン酪酸エス
テルプロピオン酸エステル軟膏で治療するも改善がみられない
ため，姉の勧めで当院を受診した．躯幹，四肢に痒疹が多発し
ていた 15-1．顔面はタクロリムス軟膏に変更し，それ以外は
ベタメタゾン酪酸エステルプロピオン酸エステル軟膏を継続し
た．イトラコナゾール内服 100mg 2 週間，およびトラニラス

ト，柴胡清肝湯，プランルカスト内服を開始した．治療開始すぐに改善がみられた．2 年が経過した現在では，悪化時に 3 薬剤の内服と，外用剤の塗布を再開することで順調な状態が続いている 15-2．

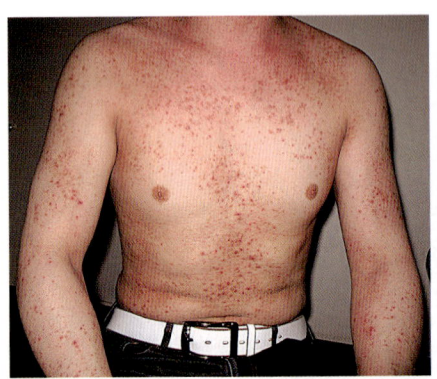
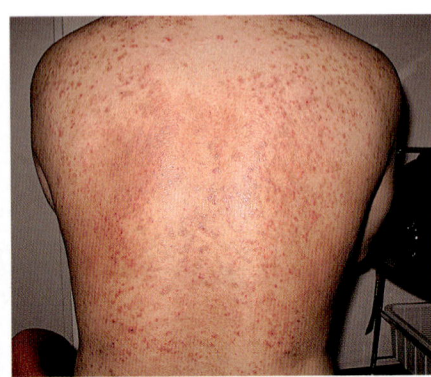

15-1 初診時の状態．躯幹，上肢に痒疹が多発していた．

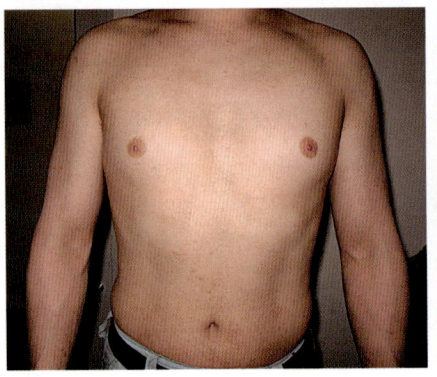
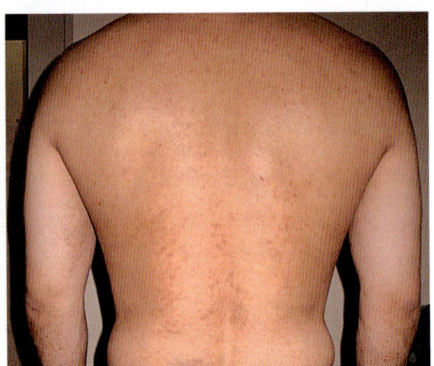

15-2 2 年後の改善した状態．

JCOPY 498-06372

症例 16

53歳　女性

初診: 2016年4月1日. 2歳からアトピー性皮膚炎を発症した. 半年前から躯幹, 四肢に痒疹が発生し, 前医にてクロベタゾールプロピオン酸エステル軟膏, ベタメタゾン酪酸エステルプロピオン酸エステルクリーム, 顔面にはヒドロコルチゾン酪酸エステル軟膏の外用, 塩酸オロパタジンの内服, 悪化時にベタメタゾン・d–クロルフェニラミンマレイン酸塩内服などの治療を受けていたが改善せず, 家族の勧めで受診となる. 躯幹, 四肢に痒疹, 苔癬化病変が多発していた 16-1 . トラニラスト, 柴胡清肝湯, プランルカスト, d–クロルフェニラミンマレイン酸塩の内服, 顔面にタクロリムス軟膏, 躯幹, 四肢はベタメタゾン酪酸エステルプロピオン酸エステル軟膏の外用を開始した. 治療開始2週間後の再診時には, 躯幹, 四肢の病変はかなり改善した 16-2 . 治療の継続により改善が進み, 半年後には, 躯幹, 四肢は正常状態になった 16-3 .

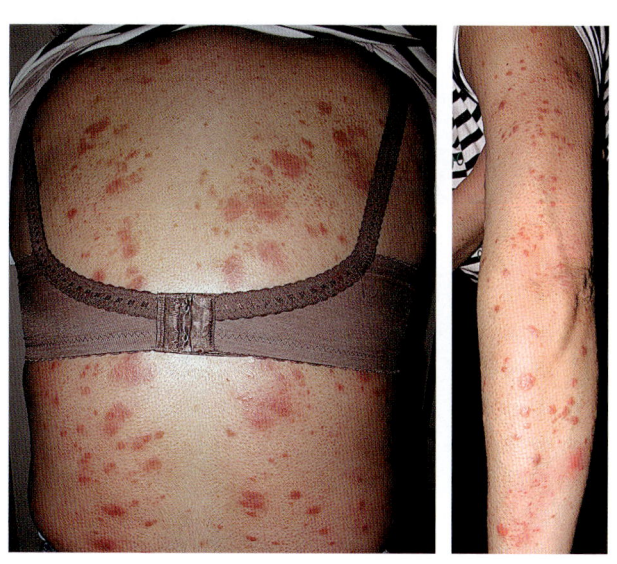

16-1 初診時の状態. 痒疹, 苔癬化病変が多発していた.

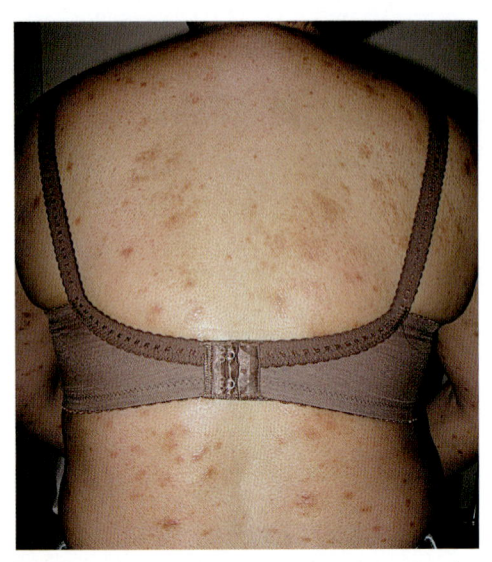

16-2 治療開始 2 週間後の状態. 背部の皮疹は赤みが減少し, 平坦化がみられた.

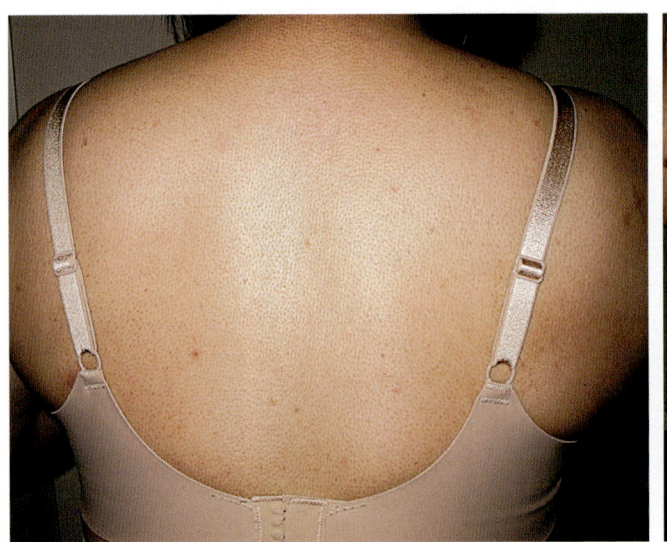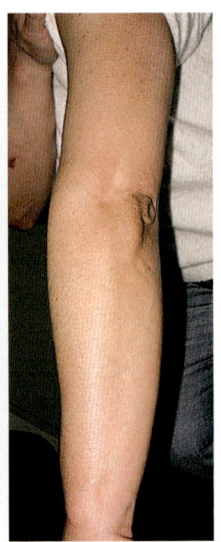

16-3 治療開始 7 カ月後の状態. 躯幹, 四肢は正常な状態に改善した.

JCOPY 498-06372

症例 17

61歳 男性

初診：2014年11月17日．小児期より肌が弱く，20年前から肘窩に皮膚炎が発症し，全身へ拡大した．当院を受診する前に，5軒の皮膚科と1軒の整骨院を受診したが改善がみられず，内科主治医から紹介受診となる．全身に湿疹が多発し，背部は紅皮症で掻破痕が多発していた 17-1．トラニラスト，柴胡清肝湯，プランルカスト，d-クロルフェニラミンマレイン酸塩の内服，顔面にタクロリムス軟膏，躯幹，四肢には，ジフルプレドナート軟膏を外用，narrow band UVB 治療を開始した．治療開始後，全身の痒み，皮疹の軽減がみられた．治療7カ月後には，皮疹のほとんどは消失した 17-2．治療の継続で，さらに改善した 17-3．11カ月の治療で終診とした．

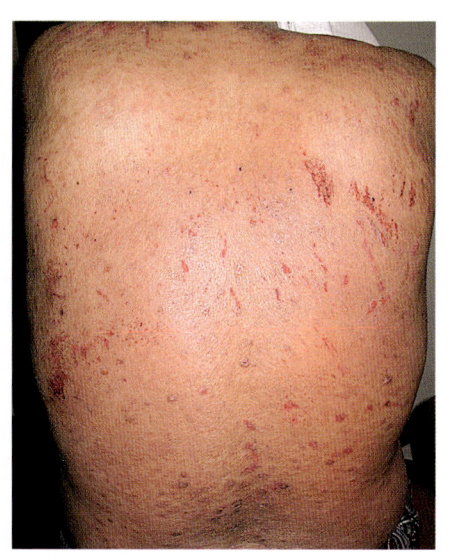

17-1 初診時の状態．背部は紅皮症状態で掻破痕が多発していた．

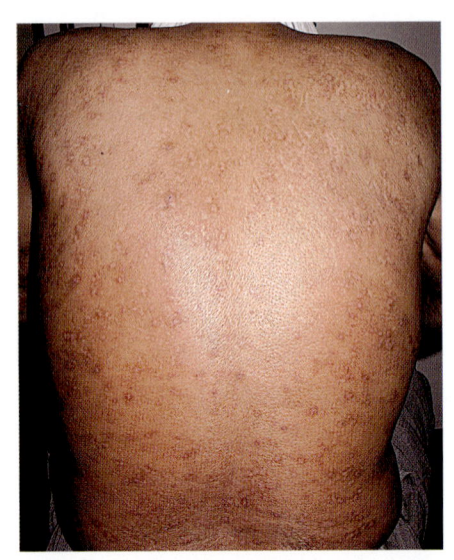

17-2 治療開始7カ月後の状態.
皮疹のほとんどは消失した.

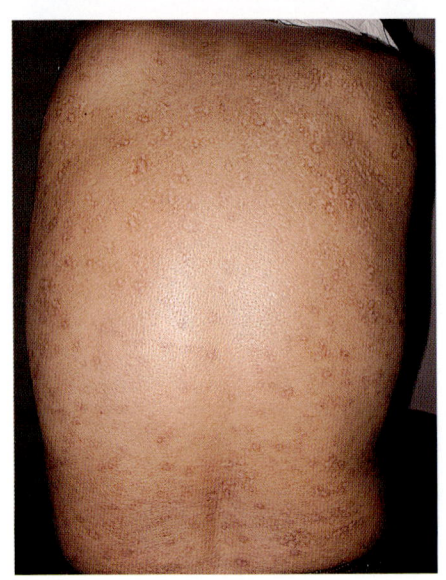

17-3 治療開始8カ月後の状態.
肌の状態がさらに安定した.

JCOPY 498-06372

2 眼科領域の皮膚炎

　上眼瞼，眼の周囲の皮膚炎は，アトピー性皮膚炎や花粉症の部分症状として発症することが多いが，中にはこの部位のみに皮疹が発生する症例もある．花粉症の時期に受診が多く，スギ花粉症の患者が多数である．アトピー性皮膚炎ではない上眼瞼，眼の周囲の皮膚炎についても同様の治療を行う．本症状で受診される方は，それまでに皮膚科，眼科で治療を受けたが改善しなかった方が少なくない．そのほとんどが，ステロイド眼軟膏を眼の周囲に外用していて，一進一退や悪化のための受診である．眼の周囲の皮膚炎の治療には，ステロイド剤よりもタクロリムス軟膏の外用が第一選択と考える．軽症の場合は外用のみで十分であるが，難治性の場合は，本著で紹介する内服治療の併用がより効果的であるので症例を提示する．なお，タクロリムス軟膏は，「じゅくじゅくした部分に塗らないでください」という注意があるが，症例20のように本著紹介の内服の併用を行えば，刺激が少なく塗布できる場合が多い．

　眼の周囲へ長期にステロイド外用剤を使用すると，副作用で緑内障による失明に至ることがある．ステロイド眼軟膏に安易に頼る治療は慎むべきと考える．

症例
18

61 歳　女性

初診: 2012 年 1 月 17 日. 10 年前にエアコンの掃除をしてから眼の周囲に皮膚炎が発生した. 近医皮膚科にてベタメタゾンリン酸エステルナトリウム・フラジオマイシン硫酸塩軟膏の外用治療を受けていたが難治性のため, 内科から当院紹介受診となる. 両上眼瞼に苔癬化した湿疹病変を認めた 18-1. トラニラスト, 柴胡清肝湯, プランルカストの 14 日間の内服, タクロリムス軟膏の外用を開始した. 治療開始 10 日ほどで治癒状態になる. 18-2 は, 2 カ月半後の再診時の状態である. その後, 時々, 再発を認めるものの, ステロイド外用時のように悪化はせず, タクロリムス軟膏の外用のみで良好な状態を維持している.

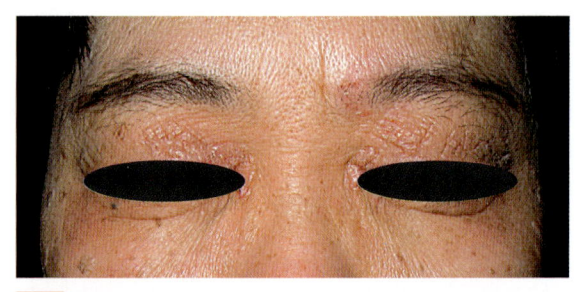

18-1 初診時の状態. 両上眼瞼に苔癬化した湿疹病変を認める.

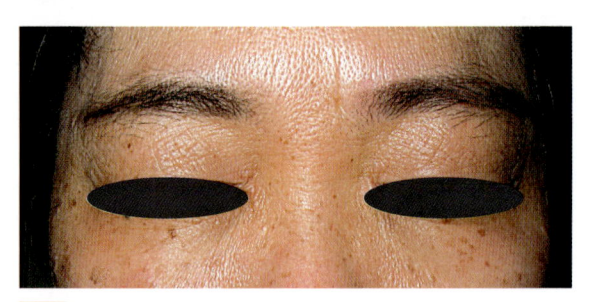

18-2 2 カ月半後の再診時の状態. 正常な状態に改善している.

JCOPY 498-06372

症例 19

32歳　女性

初診: 2014年5月12日. 10年前から左上眼瞼に皮膚炎が発生し, 近医皮膚科にてステロイド外用剤による治療を続けていた. 難治性のため, 一時, IV群 very strong のベタメタゾン酪酸エステルプロピオン酸エステル軟膏の外用を行い軽減するも, 中止による再燃が発生し, 眼科主治医の勧めで紹介受診となる. なお, 腕に貨幣状湿疹, 手湿疹の併発を認めた. 左眼の周囲, 左眉の上部に苔癬化局面を認めた 19-1. トラニラスト, 柴胡清肝湯, プランルカストの内服, 顔面にタクロリムス軟膏, 腕の皮疹にベタメタゾン酪酸エステルプロピオン酸エステル軟膏の外用を開始した. 15日後の再診時には, 顔面の皮疹は正常状態に改善した 19-2. 腕の皮疹も軽減した. 10年間発生していた眼の周囲の皮膚炎の再発はなくなったが, 手湿疹の再発, 軽快が続いた.

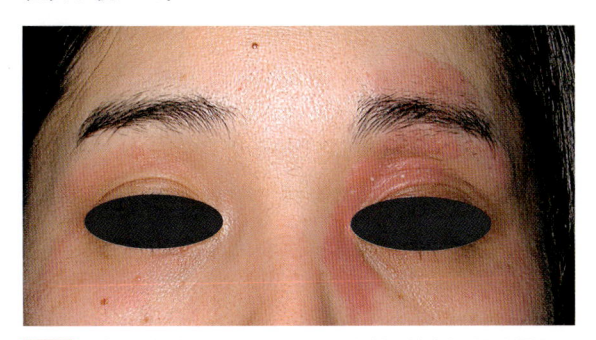

19-1 初診時の状態. 左眼の周囲, 左眉の上部に苔癬化局面を認める.

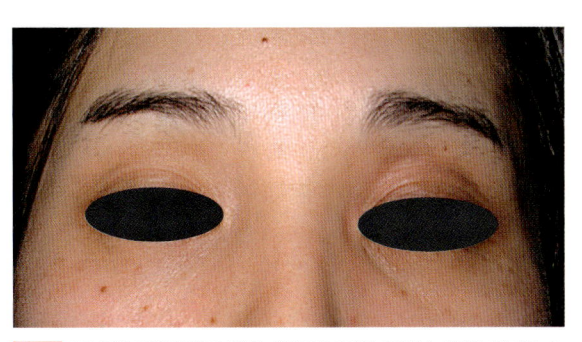

19-2 15日後の再診時の状態. 顔面の皮疹は正常な状態に改善した.

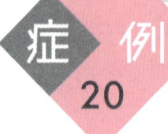

40 歳　男性

初診：2015 年 1 月 17 日．小児期に発症したアトピー性皮膚炎に対して，前医皮膚科にて治療していたが，2 年前から発症した眼の周囲の皮膚炎が改善せず，眼科を受診し当院を紹介される．顔面はタクロリムス軟膏，体は，モメタゾンフランカルボン酸エステル軟膏の外用を行っていた．左内眼角，外眼角に苔癬化局面があり，中央はびらん状態であった 20-1．トラニラスト，柴胡清肝湯，プランルカストの内服を開始した．外用はタクロリムス軟膏を継続した．治療開始 14 日後の再診時には，苔癬化局面の平坦化がみられた 20-2．治療の継続により，2 カ月後には色素沈着を残して治癒状態になった 20-3．

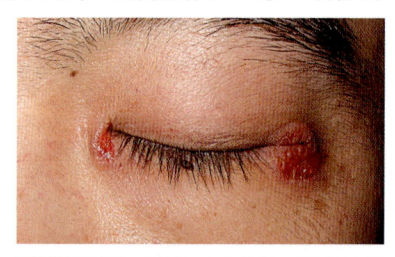

20-1 初診時の状態．左内眼角，外眼角に苔癬化局面があり，中央はびらん状態であった．

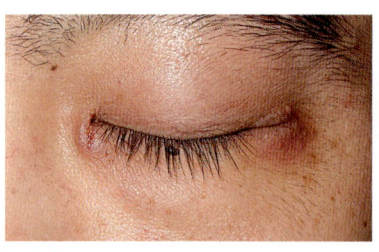

20-2 治療開始 14 日後の再診時の状態．苔癬化局面の平坦化がみられた．

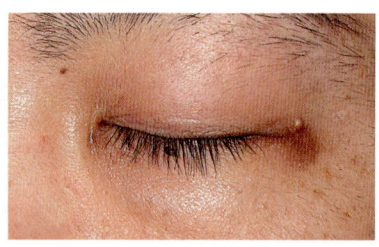

20-3 治療開始 2 カ月後の状態．色素沈着を残して治癒状態になった．

JCOPY 498-06372

46 歳　女性

症例 21

初診: 2017 年 3 月 18 日. 2 週間前から眼の周囲, 耳に皮膚炎が発生し当院受診となる. これまで, 5 年に 1 回ほど, 耳の皮膚炎が発生することがあった. 両眼の周囲に浮腫性の紅斑, 丘疹が混在した皮膚炎を認めた **21-1**. トラニラスト, 柴胡清肝湯の内服, タクロリムス軟膏の外用を開始した. 2 週間後の再診時には, 治癒状態になった **21-2**.

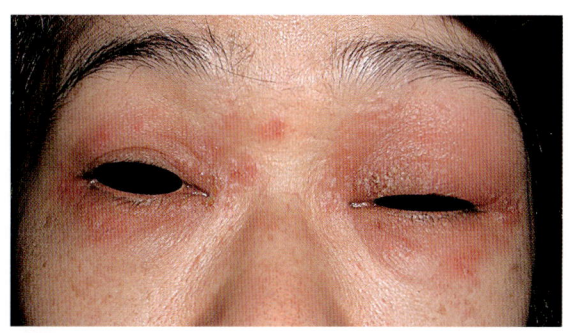

21-1 初診時の状態. 両眼の周囲に浮腫性の紅斑, 丘疹が混在した皮膚炎を認める.

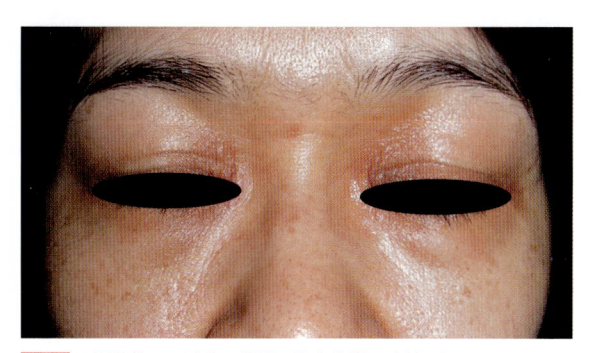

21-2 2 週間後の再診時の状態. 治療状態に改善した.

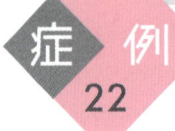

症例 22

37歳　女性

初診：2017年11月20日．数年前から上眼瞼の皮膚炎が発生するようになる．同年の春から悪化がみられ，種々の皮膚科を受診しステロイド外用治療を受けるも改善せず，知人の勧めで受診となる．なお，同年の夏からアトピー性皮膚炎の症状も出るようになった．両眼周囲に苔癬化局面を認めた 22-1．トラニラスト，柴胡清肝湯，プランルカストの内服，タクロリムス軟膏，ヘパリン類似物質の外用を開始した．治療開始翌日に，タクロリムス軟膏によるヒリヒリした刺激が強く再診された．1日の治療で，皮膚炎の赤みが減少し改善傾向がみられた 22-2．ヘパリン類似物質を先に塗って，タクロリムス軟膏の外用を薄く塗り，数日間，我慢していただくように指導した．治療開始2週間後には，両眼周囲の苔癬化局面は改善し略治

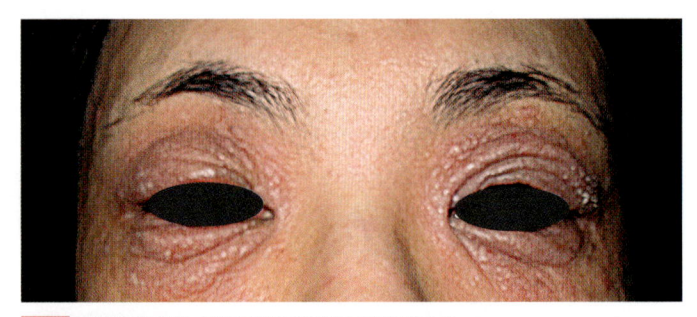

22-1 初診時の状態．両眼周囲に苔癬化局面を認める．

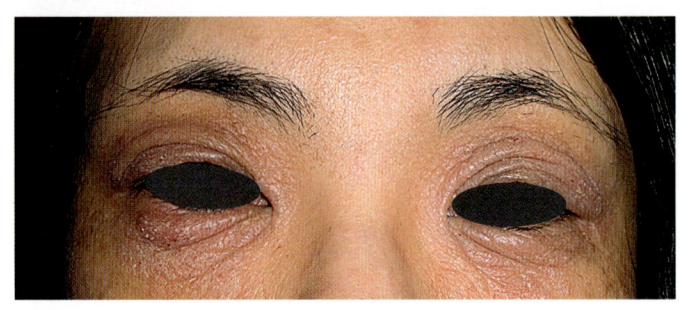

22-2 タクロリムス軟膏の刺激が強く，治療開始翌日に再診された時の状態．1日の治療で，皮膚炎の赤みが減少し改善傾向がみられた．

JCOPY 498-06372

の状態になった 22-3 . 治療の継続により，3 カ月後には正常な状態に改善した 22-4 .

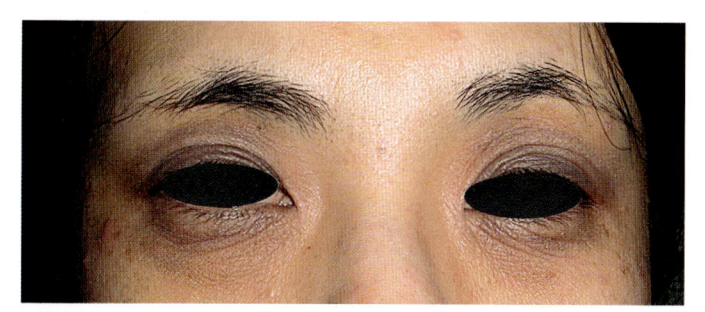

22-3 治療開始 2 週間後の再診時の状態. 両眼周囲の苔癬化局面は改善し略治の状態になった.

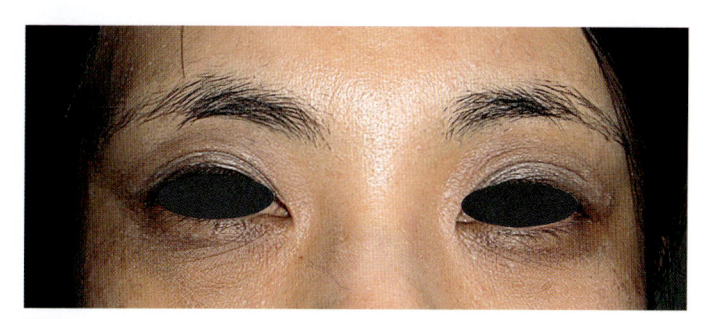

22-4 治療 3 カ月後の状態. 正常な状態に改善した.

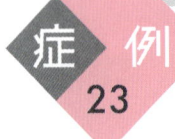

82歳　女性

初診: 2015年12月25日. 眼の周囲の浮腫と皮膚炎が発生し, 大学病院の眼科で治療するも改善せず受診となる. 以前から, 頭部, 四肢に皮膚炎が発生し, 当院においても内服, 外用治療を行っていた. 両上眼瞼に浮腫と軽い皮膚炎があり, 眼瞼下垂, 顔面全体の発赤がみられた 23-1 . トラニラスト, 柴胡清肝湯の内服, タクロリムス軟膏の外用を開始した. 治療開始4週間後には, 両上眼瞼の浮腫の消失, 顔面全体の発赤も消失した 23-2 .

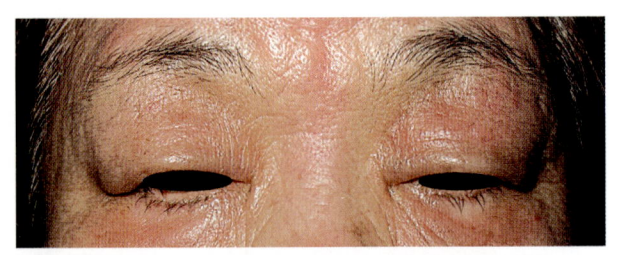

23-1 初診時の状態. 両上眼瞼に浮腫と軽い皮膚炎があり, 眼瞼下垂, 顔面全体の発赤がみられた.

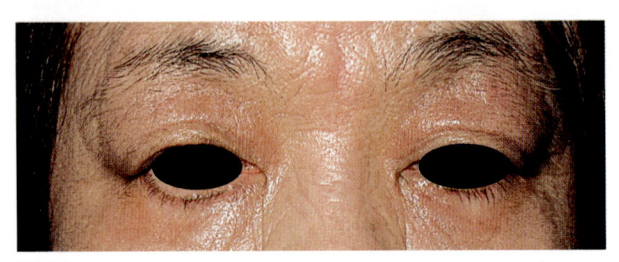

23-2 治療開始4週間後の状態. 両上眼瞼の浮腫の消失, 顔面全体の発赤も改善した.

JCOPY 498-06372

症例 24

59 歳　男性

初診: 2017 年 10 月 23 日. 統合失調症にて精神科病院入院中, 3 週間前から両眼の周囲に皮疹が発生し紹介受診となる. 両眼の周囲にびらんを伴う皮膚炎がみられた **24-1**. トラニラスト, 柴胡清肝湯, ミノサイクリンの内服, 白色ワセリンを全体に塗布後に, タクロリムス軟膏の外用治療を開始した. 治療開始 12 日後の再診時には, 治癒状態であった **24-2**.

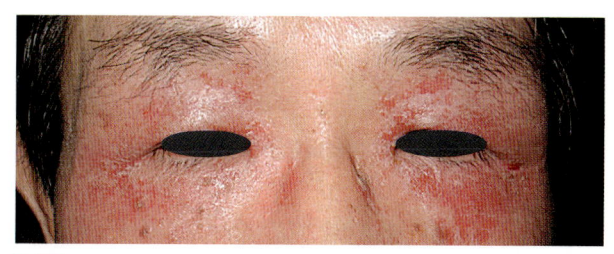

24-1 初診時の状態. 両眼の周囲にびらんを伴う皮膚炎がみられた.

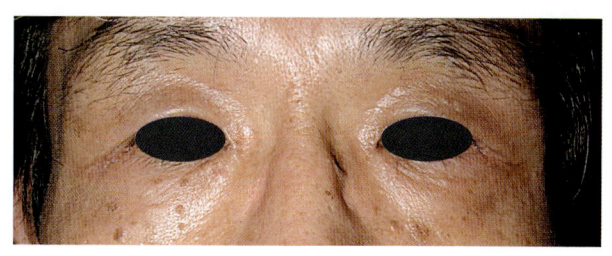

24-2 治療開始 12 日後の再診時の治癒状態.

3　耳鼻科領域の皮膚炎

　　耳介の皮膚炎は，皮膚科だけでなく，耳鼻科を受診されることが多い疾患である．耳介と同時に外耳道に病変が存在することもあるためと考えられる．耳鼻科でも皮膚科でも，一般的にはステロイド外用による治療が主体であるが，本疾患も治療に満足していない患者は多い．耳介，外耳道はマラセチアが常在しているため，マラセチアの関与を考えた治療を施すことが重要である．本著での頭頸部の治療と同様に，マラセチアを増殖させる可能性があるステロイド剤の外用の代わりに，タクロリムス軟膏の外用を選択する．外用のみでは効果が乏しいので，トラニラスト，柴胡清肝湯の内服（必要に応じてプランルカスト内服を追加）を併用するとより効果的である．効果が悪い場合は，ケトコナゾールの外用を併用し，症状が消退したら，タクロリムス軟膏を中止し，ケトコナゾールの外用のみにする．皮膚科医にとって外耳道の治療は専門外であるが，耳介の治療と同時に外耳道も同薬を塗布すると改善することが多い．鼻腔の病変も皮膚科の専門ではないが，長期にステロイド外用剤を使用した難治性の症例に，耳介と同様の治療を行い改善した症例を供覧する．

症例 25

49 歳　男性

　　初診：2015 年 5 月 1 日．右耳に湿疹が発生し，5 年前から耳鼻科でステロイド外用治療を行うも改善せず受診した．右耳介に軽度鱗屑を伴う湿疹病変を認めた 25-1．トラニラスト，柴胡清肝湯，タクロリムス軟膏の治療を開始した．治療開始 3 週間後には治癒状態となった 25-2．

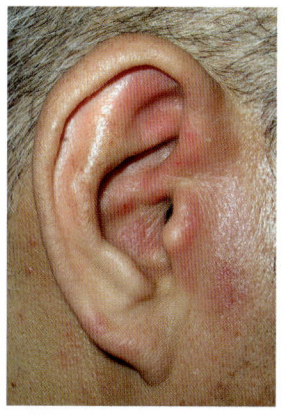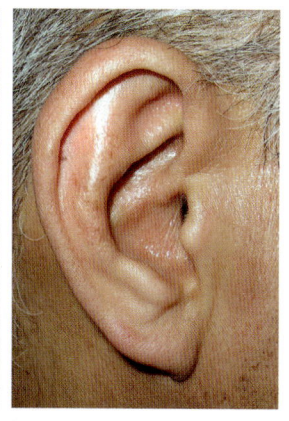

25-1 初診時の状態. 右耳介に軽度鱗屑を伴う湿疹病変を認めた.

25-2 治療開始 3 週間後の治癒状態.

42 歳　女性

症例 26

初診: 2013 年 3 月 16 日. 20 年前から耳介に湿疹が発生し, 耳鼻科にてステロイド外用剤による治療を行うも難治性であり, 耳鼻科医の紹介で受診となる. 耳介には, 鱗屑, 痂皮が付着した湿疹病変を認めた **26-1**. トラニラスト, 柴胡清肝湯の内服, タクロリムス軟膏, ヘパリン類似物質の外用を開始した. 治療開始後に症状が軽減し, 2 カ月後には, かなり改善した **26-2**.

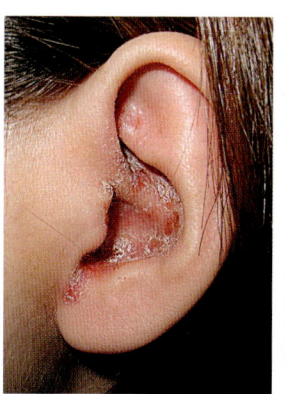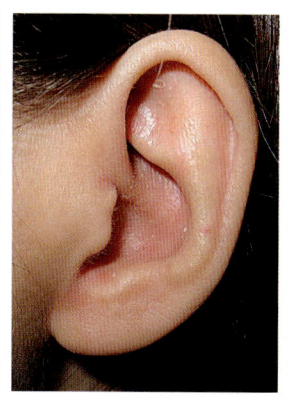

26-1 初診時の状態. 耳介には, 鱗屑, 痂皮が付着した湿疹病変を認めた.

26-2 治療開始 2 カ月後の状態. 耳介の湿疹は, かなり改善した.

41 歳　女性

症　例

27

　初診: 2014 年 9 月 22 日. 小学生頃より耳介後部に皮疹が発生し, ステロイド外用治療を行うも一進一退で改善しないため受診した. 耳介後部に鱗屑, 亀裂を混じた湿疹病変を認めた **27-1**. 耳介以外に頭皮内にも皮疹を認めた. トラニラスト, 柴胡清肝湯, タクロリムス軟膏, ケトコナゾールの外用を開始し, 治療開始 2 週間後には改善した **27-2**.

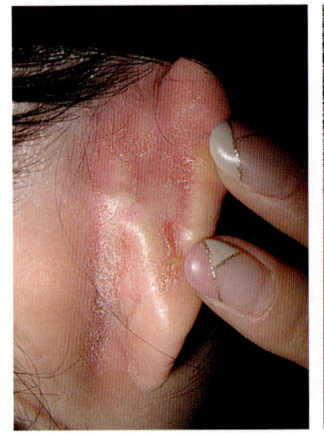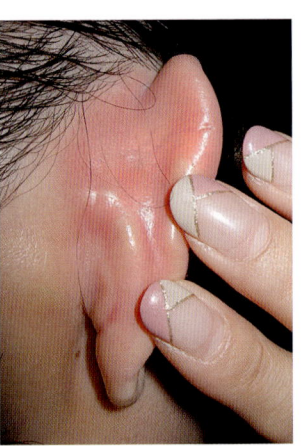

27-1 初診時の状態. 耳介後部に鱗屑, 亀裂を混じた湿疹病変を認めた.　　**27-2** 治療開始 2 週間後の改善状態.

JCOPY 498-06372

症例 28

13 歳 男児

初診：2015 年 1 月 7 日．1 年前から両耳に皮疹が発生し放置していたが，悪化してきたため受診となる．両耳介に，鱗屑，痂皮を伴う湿疹病変を認めた 28-1．トラニラスト，柴胡清肝湯，小児用タクロリムス軟膏の外用を開始した．治療開始 2 週間後には，改善状態となった 28-2．

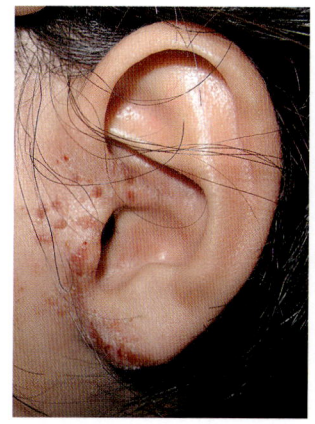 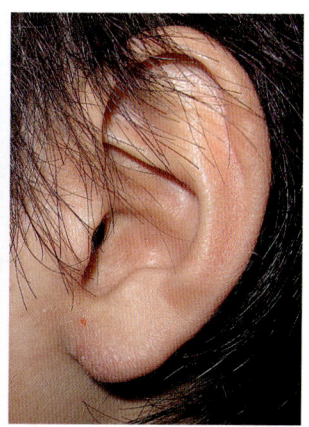

28-1 初診時の状態．耳介に，鱗屑，痂皮を伴う湿疹病変を認めた．

28-2 治療開始 2 週間後の改善状態．

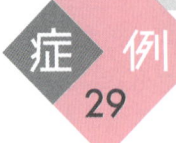

症例 29

51 歳　女性

　初診：2017 年 1 月 21 日．左鼻腔内の鼻粘膜に病変が発生し，耳鼻科でベタメタゾン吉草酸エステル・ゲンタマイシン硫酸塩軟膏による治療を 2 年間受けていたが改善しないため受診となる．左鼻腔内の鼻粘膜がただれた状態であった 29-1．トラニラスト，柴胡清肝湯，プランルカストの内服を 3 週間処方し，タクロリムス軟膏の外用を開始した．治療開始 2 週間ほどで治癒した．29-2 は，2 カ月後に口唇ヘルペスの治療のため再診された時の治癒した状態である．

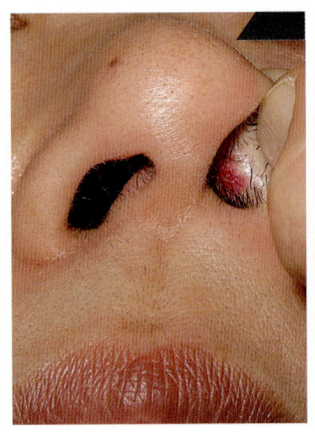
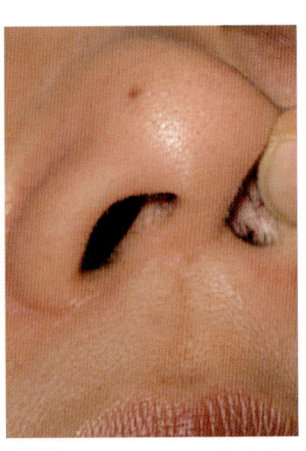

29-1 初診時の状態．左鼻腔内の鼻粘膜がただれた状態であった．

29-2 治療開始 2 週間ほどで治癒した．図は，2 カ月後に，口唇ヘルペスの治療のため再診された時の治癒した状態である．

JCOPY 498-06372

4　手荒れ

　手荒れは治りにくいことが多く，ドクターショッピングしてしまう代表的疾患である．皮膚科を受診した場合，多くはステロイドや保湿剤の外用，抗ヒスタミン剤の内服治療が行われるが，重症の場合は改善が望めない場合が多い．当院に受診された難治性の手荒れ患者の約 8 割は，もともとアトピー性皮膚炎がある．手以外に肘窩などを診察すると，皮疹が確認されたり，小さい頃に肘窩に皮疹が出ていたと言われたりする．もともと皮膚バリアが弱い方が手を酷使して発症する疾患と考えることができる．飲食関係，美容師，主婦（特に出産後），それに次いで医療従事者などの職種で多くみられる．受診された患者には，まず，皮膚バリアが弱い体質であること，その状態で手を酷使することで，皮膚バリアが破壊されて手荒れが発生することを説明する必要がある．図1 のように，素手で洗剤を使ってお皿を洗うと，お皿の汚れも落ちるが，自分の手の表面のバリアも破壊されることを説明している．左手で保持して，右手で擦るので，利き手に発症が多くなる．

　他に，破壊された手で日常生活を行うことも悪化要因になることを認識していただく必要がある．これまで使用して問題のなかったシャン

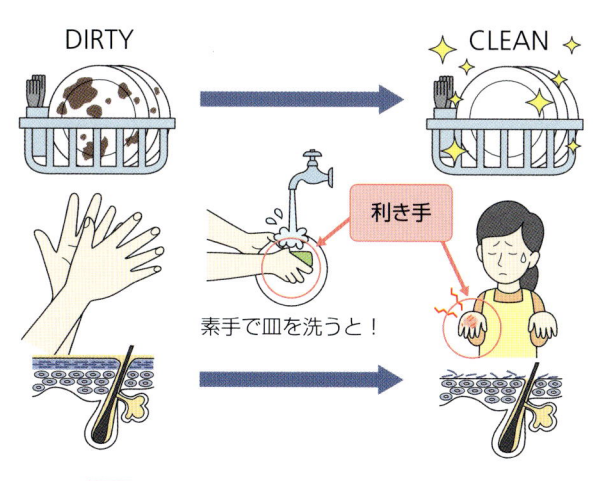

DIRTY　　　　　✧ CLEAN ✧

利き手

素手で皿を洗うと！

図1　皿洗いによる手の皮膚のバリア損傷

プーでも，破壊された手荒れの部分から侵入したり，洗濯物の皴を伸ば
して干す作業でも，残存する洗剤が吸収されたりする．雑巾がけ，お風
呂掃除も同様である．理想は，すべての作業を控えることだが，それは
不可能であるため，薄い布手袋を装着後にゴム手袋を着用して作業を行
うことが重要である 図2 ．

　これらの説明を十分に行ってから，重症症例にはアトピー性皮膚炎の
場合と同様に，当院では，トラニラスト，柴胡清肝湯の内服の併用治療
を行う．この2剤で効果が少ない場合は，プランルカスト内服を追加
する．外用剤は，Ⅱ群 very strong のステロイド外用とヘパリン類似物
質の外用剤を併用する．ごくまれに，Ⅰ群 strongest のステロイド外
用を行う．ステロイドフォビアの方にはタクロリムス軟膏を処方するが，
効き目が弱い．

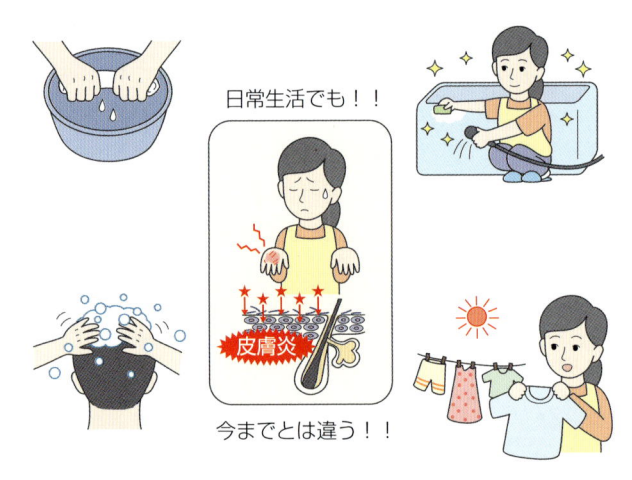

日常生活でも！！

今までとは違う！！

図2 手の皮膚バリア損傷状態が影響を及ぼす様々な日常生活での動作

JCOPY 498-06372

42歳　女性

症例 30

初診：2013年4月26日．小学生の頃，アトピー性皮膚炎を発症．2カ月前から手湿疹が発症し，ステロイド外用による治療で改善しないため知人の紹介で受診となる．指背，手背に苔癬化局面の湿疹病変が多発していた 30-1．トラニラスト，柴胡清肝湯，プランルカスト内服を行い，II群 very strong のジフルプレドナート軟膏の外用を開始した．治療開始2週間後に，皮疹の改善傾向がみられた 30-2．治療の継続で，6週間後には，皮疹の改善が進んだ 30-3．治療を継続し，5カ月後には治癒状態となった 30-4．

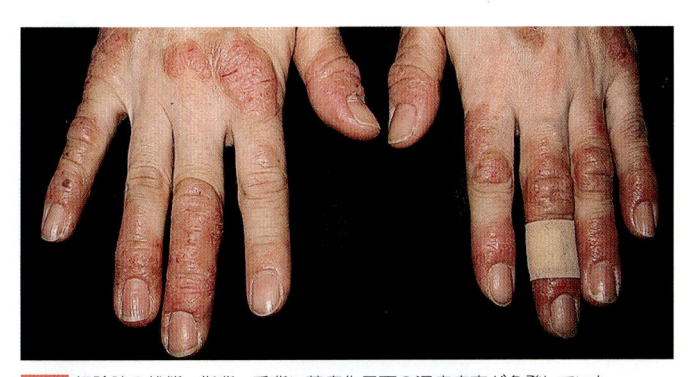

30-1 初診時の状態．指背，手背に苔癬化局面の湿疹病変が多発していた．

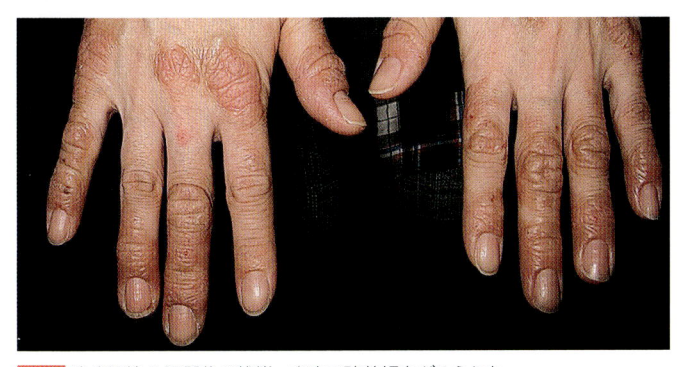

30-2 治療開始2週間後の状態．皮疹の改善傾向がみられた．

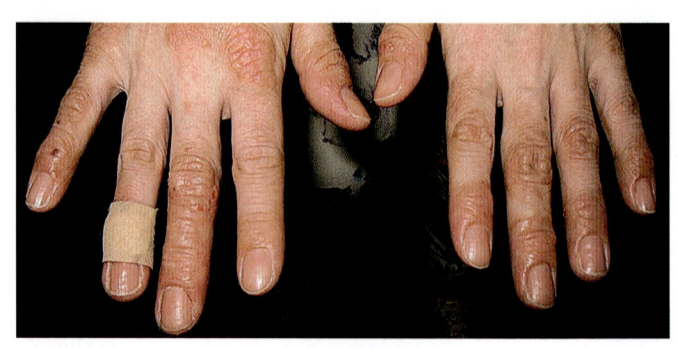

30-3 治療開始 6 週間後の状態. 皮疹の改善が進んだ.

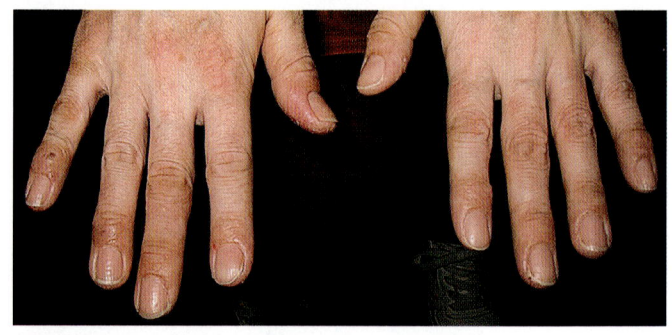

30-4 治療開始 5 カ月後の治癒状態.

35 歳　女性

症例 31

　初診: 2012 年 7 月 21 日. かなり以前から手湿疹が発生し, 前医でステロイド外用剤の治療を行うも改善しないため, 知人の勧めで受診となる. 指背, 手背の関節部位を中心に苔癬化局面の湿疹病変が発生していた 31-1. トラニラスト, 柴胡清肝湯, プランルカスト内服を行い, Ⅱ群 very strong のジフルプレドナート軟膏, ヘパリン類似物質の外用を開始した. 治療開始 20 日後には, 苔癬化病変は著明に改善した 31-2. 治療を継続し 50 日後には, 後爪郭の皮疹の残存以外は治癒状態となった 31-3. 治療の継続で, 9 カ月後にはさらに改善した 31-4.

JCOPY 498-06372

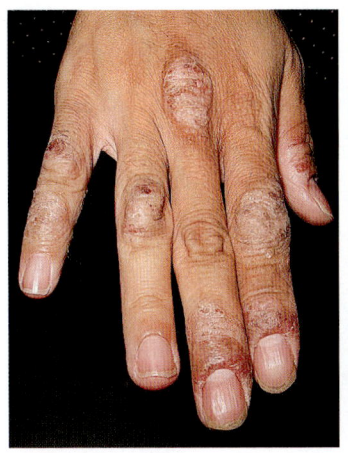
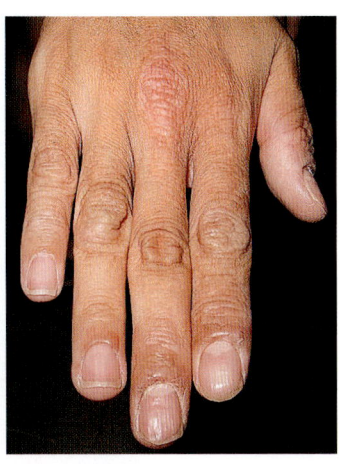

31-1 初診時の状態. 指背, 手背の関節部位を中心に苔癬化局面の湿疹病変が発生していた.

31-2 治療開始 20 日後の状態. 苔癬化病変は著明に改善した.

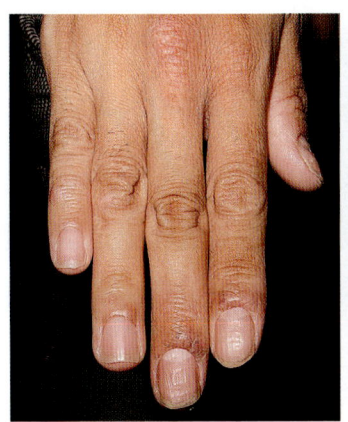
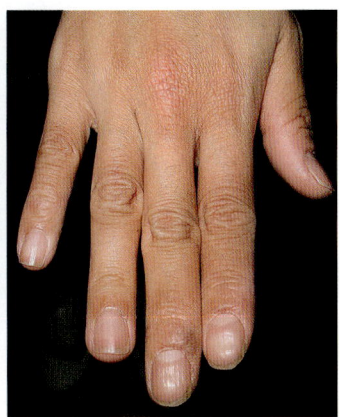

31-3 治療開始 50 日後の状態. 後爪郭の皮疹の残存以外は治癒状態となった.

31-4 治療開始 9 カ月後のさらに改善した状態.

25 歳　女性

症
例
32

初診：2017 年 3 月 27 日．小児期よりアトピー性皮膚炎を罹患，以前から手湿疹があったが，悪化しはじめ受診となる．指は手掌側，指背側の一部に湿疹病変が多発していた 32-1．トラニラスト，柴胡清肝湯，プランルカスト内服，II 群 very strong のベタメタゾン酪酸エステルプロピオン酸エステル軟膏，ヘパリン類似物質の外用を開始した．治療開始 18 日後に

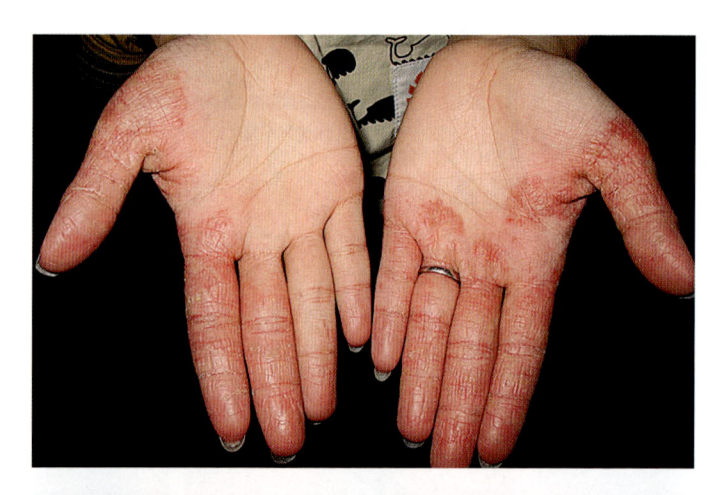

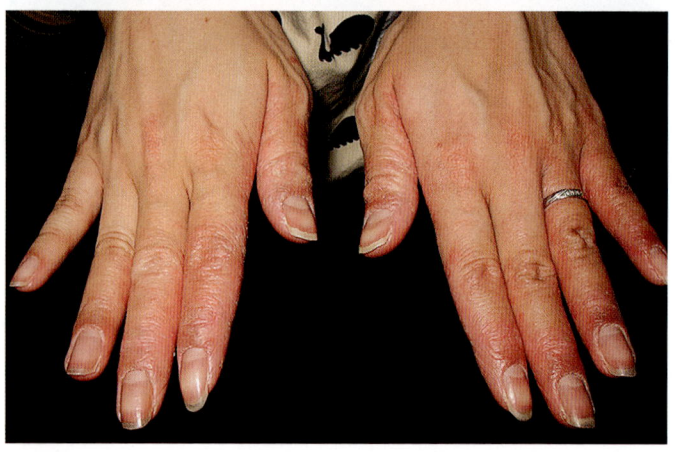

32-1 初診時の状態．指は手掌側，指背側の一部に湿疹病変が多発していた．

は皮疹の発赤が著明に改善した 32-2 ．治療の継続で，3カ月後には治癒状態になった 32-3 ， 32-4 ．

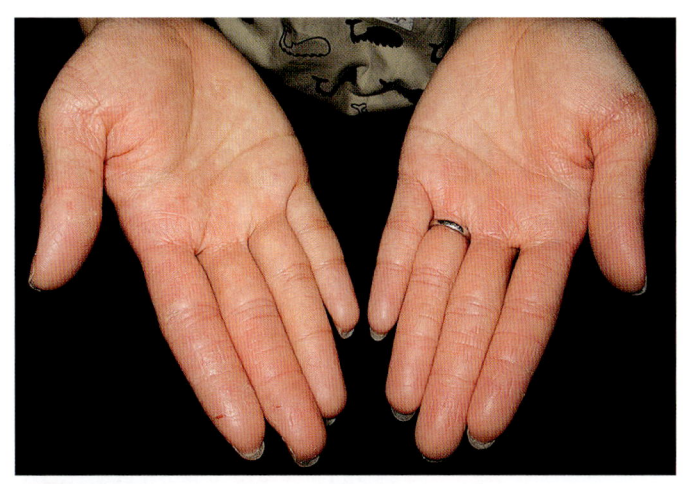

32-2 治療開始 18 日後の状態．皮疹の発赤が著明に改善した．

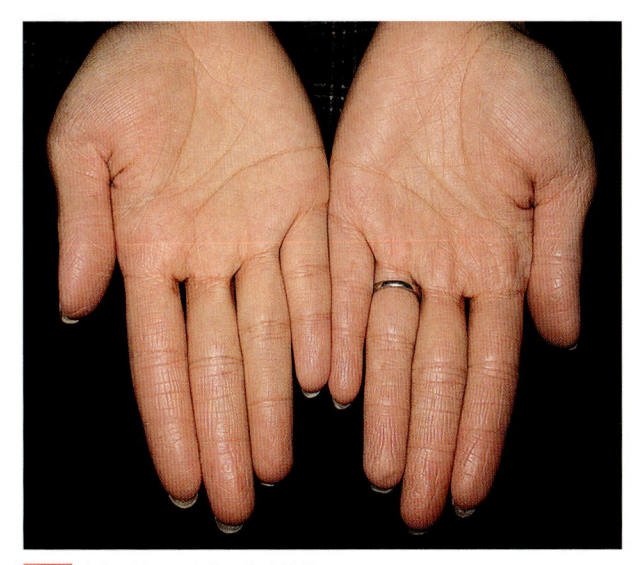

32-3 治療開始 3 カ月後の治癒状態．

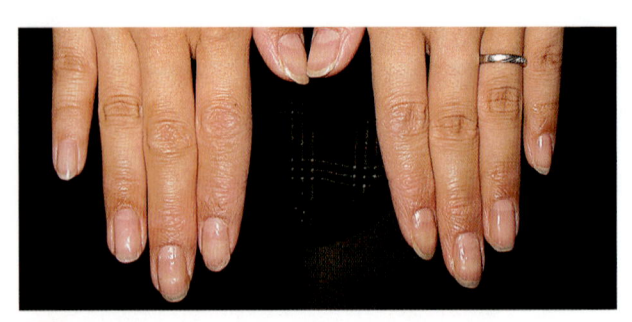

32-4 治療開始 3 カ月後の状態. 指背側の湿疹も治癒した.

症例 33 67 歳 女性

初診：2018 年 6 月 9 日. 15 年前から発症し，関東の総合病院皮膚科で治療を行っていたが改善せず，転居にて知人の勧めで受診となる. 前医では，II 群 very strong のベタメタゾン酪酸エステルプロピオン酸エステル軟膏，ジメチルイソプロピルアズレン軟膏，爪にベタメタゾン吉草酸エステル・ゲンタマイシンローションの外用を行っていた. 指の後爪郭部分を中心に湿疹があり，爪変形を伴っていた 33-1. トラニラスト，柴胡清肝湯，プランルカスト内服と，II 群 very strong のジフルプレドナート軟膏，ヘパリン類似物質の外用を開始した. 治療開始 2 週間後には，指の湿疹は治癒状態になり 33-2, 15 年間で初めて良くなったと言われる. 治療の継続で 40 日後，爪の正

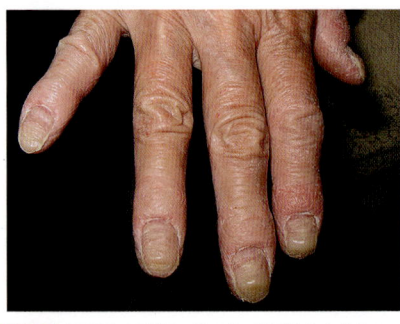

33-1 初診時の状態. 指の後爪郭部分を中心に湿疹があり，爪変形を伴っていた.

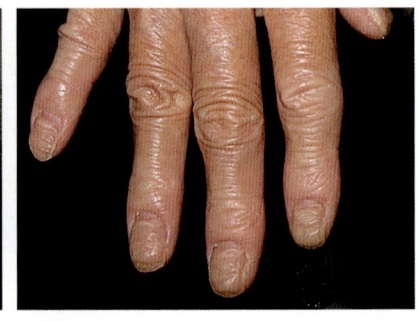

33-2 治療開始 2 週間後の状態. 指の湿疹は治癒状態になった.

JCOPY 498-06372

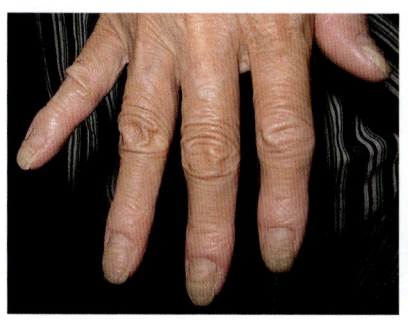 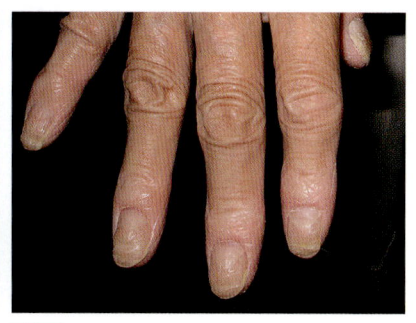

33-3 治療開始 40 日後の状態. 爪の正常化が進んだ.

33-4 治療開始 3 カ月後の状態. 爪もほとんど正常状態に改善した.

常化が進んだ 33-3 . 治療開始 3 カ月後には，爪もほとんど正常状態に改善した 33-4 .

症例 34

56 歳　女性

　初診：2018 年 4 月 16 日．数年前から手の爪の変形が発生した．皮膚科で真菌，細菌検査を何度か行ったが，陰性であった．I 群 strongest のクロベタゾールプロピオン酸エステル軟膏を外用するも改善が認められなかった．皮膚筋炎を疑い，大学病院膠原病内科を受診するも異常がなかった．内科開業医から紹介受診となる．後爪郭の発赤腫脹と爪変形を認めた 34-1 ．クロベタゾールプロピオン酸エステル軟膏の外用を継続し，トラニラスト，柴胡清肝湯の内服を追加した．治療開始 1 カ月後には，後爪郭の腫脹の軽減と，爪の正常化が始まった 34-2 ．治療の継続で，2 カ月後には，後爪郭の腫脹がより軽減し，爪の正常化がさらに進んだ 34-3 ．

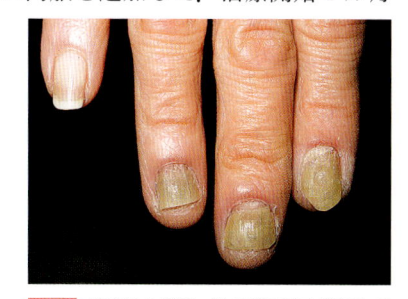

34-1 初診時の状態. 後爪郭の発赤腫脹と爪変形を認めた.

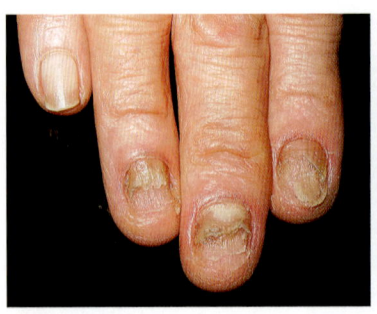 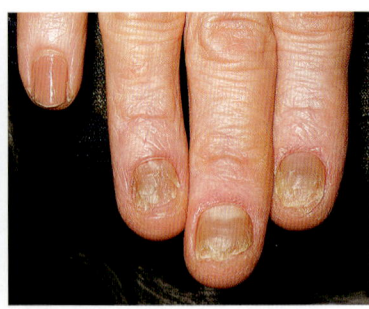

34-2 治療開始 1 カ月後の状態. 後爪郭の腫脹の軽減と，爪の正常化が始まった.

34-3 治療開始 2 カ月後の状態. 後爪郭の腫脹の軽減，爪の正常化がさらに進んだ.

JCOPY 498-06372

5 貨幣状湿疹

本疾患は，類円形，貨幣状の大きな湿疹局面が，四肢伸側，躯幹など
に散在，多発する疾患である．高齢者の皮脂欠乏性湿疹の続発や，痒疹
から移行したもの，接触性皮膚炎から移行したものがある．ステロイド
外用剤による治療が主体であるが，難治性になる例も少なくない．Ⅰ群
strongest のステロイド外用剤を使ったり，ステロイド剤の内服治療の
併用で改善しない症例にもトラニラスト，柴胡清肝湯，プランルカスト
内服を追加すると改善する例が多い．

53 歳　男性

症例 35

初診：2017 年 9 月 16 日．数年前から下肢に皮疹が発生し，近医でセチリジン塩酸塩，ミノサイクリン内服，I 群 strongest のクロベタゾールプロピオン酸エステルクリームやジフルコルトロン吉草酸エステルクリーム外用治療を行うも改善せず，知人の勧めで受診となる．下腿に，類円形，貨幣状の大きな湿疹局面が散在し，一部，自家感作性皮膚炎の丘疹の散在を認めた 35-1．トラニラスト，柴胡清肝湯，プランルカスト，フェキソフェナジンの内服と，ステロイド剤は，1 ランク下のジフルプレドナート軟膏の外用を開始した．治療開始 3 週間後には，紅斑の局面が消退し，炎症の軽減がみられた 35-2．治療の継続で，1 カ月半後には，さらに改善がみられ，難治性であった紅斑の多くは，色素沈着を残して消退がみられた 35-3．

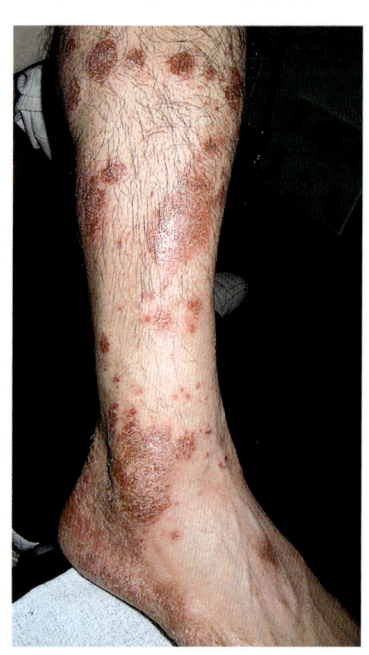

35-1 初診時の状態．下腿に，類円形，貨幣状の大きな湿疹局面が散在し，一部，自家感作性皮膚炎の丘疹の散在を認める．

JCOPY 498-06372

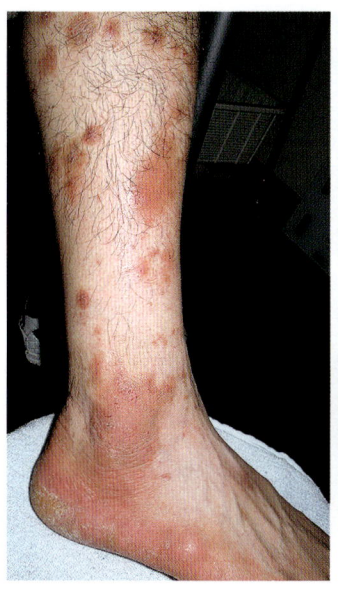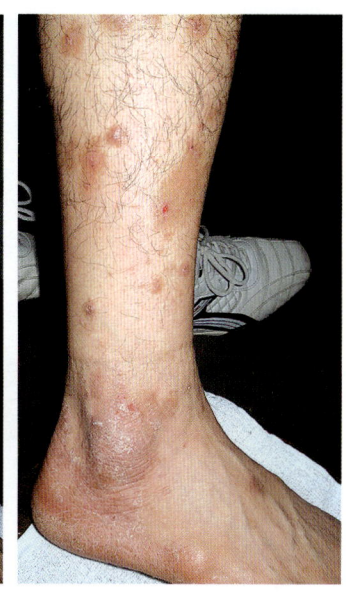

35-2 治療開始 3 週間後の状態. 紅斑の局面が消退し, 炎症の軽減がみられた.

35-3 治療開始 1 カ月半後の状態. 難治性であった紅斑の多くは, 色素沈着を残して消退がみられた.

76 歳　女性

症例 36

　初診: 2017 年 9 月 1 日. 1 年前右足首から足背にかけて皮疹が発症し, 近医皮膚科でフェキソフェナジン内服, ジフルコルトロン吉草酸エステル軟膏の外用治療を開始した. 改善がみられないため, 近医内科や知人の勧めで受診となる. 右足首から足背にかけて鱗屑, 痂皮, 亀裂を混じた苔癬化局面がみられた **36-1**. トラニラスト, 柴胡清肝湯, プランルカストの内服と, ステロイド剤は使っていた同じランクのジフルプレドナート軟膏の外用を開始した. 治療開始 19 日後には皮疹の軽減がみられた **36-2**. 治療の継続で, 苔癬化局面が消退し **36-3**, **36-4**, **36-5**, 8 カ月半後には略治の状態となった **36-6**.

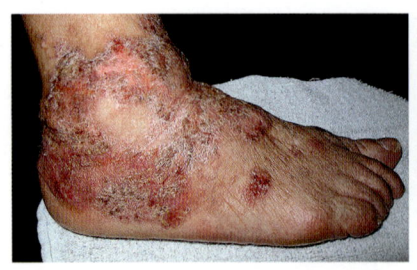

36-1 初診時の状態. 右足首から足背にかけて鱗屑, 痂皮, 亀裂を混じた苔癬化局面がみられる.

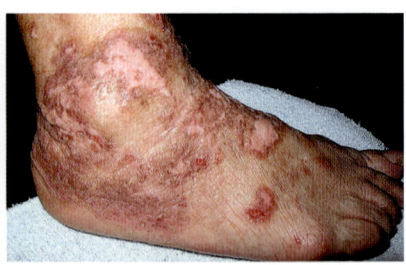

36-2 治療開始19日後の状態. 鱗屑, 痂皮, 亀裂の消退がみられた.

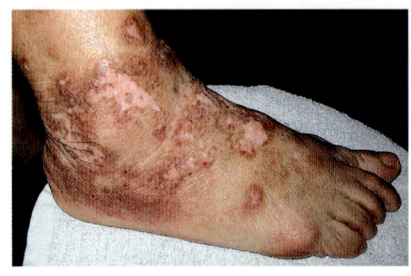

36-3 1カ月半後の状態.

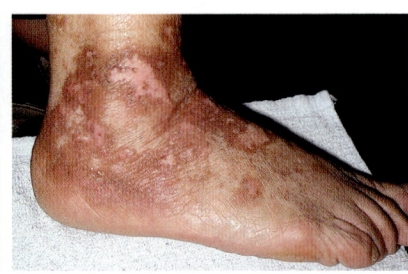

36-4 3カ月半後の状態.

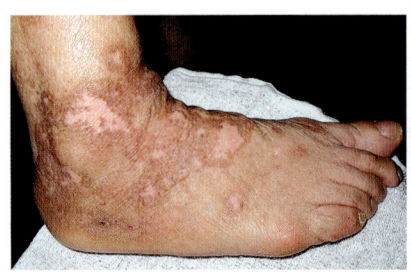

36-5 5カ月半後の状態.

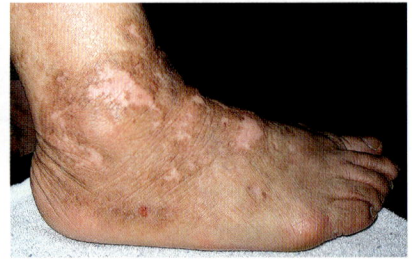

36-6 8カ月半後の状態. 略治の状態に改善した.

症例 37

63 歳　女性

初診：2014 年 4 月 11 日．3 年前から下腿に皮疹が発症した．前医皮膚科でステロイド剤の外用，抗アレルギー剤内服の治療を受けるも改善せず受診となる．下腿に類円形の局面を認めた 37-1．トラニラスト，柴胡清肝湯，プランルカストの内服，ベタメタゾン酪酸エステルプロピオン酸エステル軟膏の外用を開始した．治療開始 3 週間後には劇的な改善がみられた 37-2．

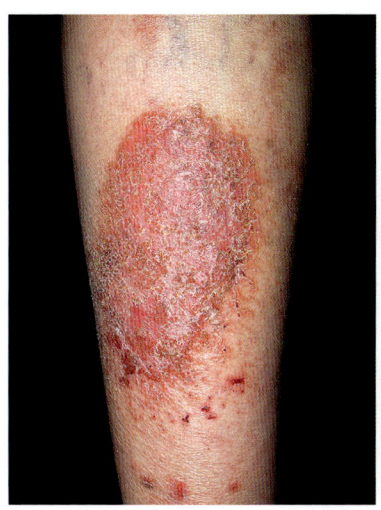 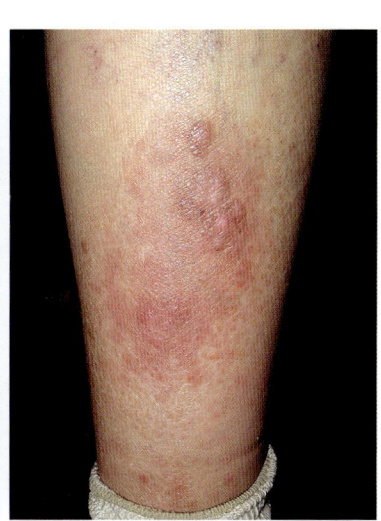

37-1 初診時の状態．下腿に類円形の局面を認める.

37-2 治療開始 3 週間後の改善状態.

34 歳　男性

症例 38

　初診：2013 年 7 月 6 日．1 年前から両下腿に皮疹が発生し，市販薬で治療していたが改善しないので受診となる．両下腿に貨幣状の湿疹局面が多発していた 38-1．トラニラスト，柴胡清肝湯，プランルカストの内服，ベタメタゾン酪酸エステルプロピオン酸エステル軟膏の外用を開始した．治療開始 8 週間後には，湿疹局面はかなり改善した 38-2．治療の継続で，5 カ月後には湿疹局面は消失，色素沈着も軽減した 38-3．10 カ月後には，さらに色素沈着の消退が進み治癒状態となった 38-4．

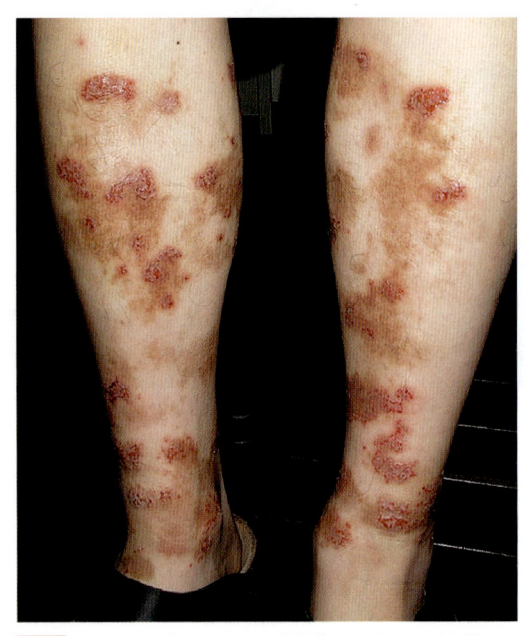

38-1 初診時の状態．両下腿に貨幣状の湿疹局面が多発している．

JCOPY 498-06372

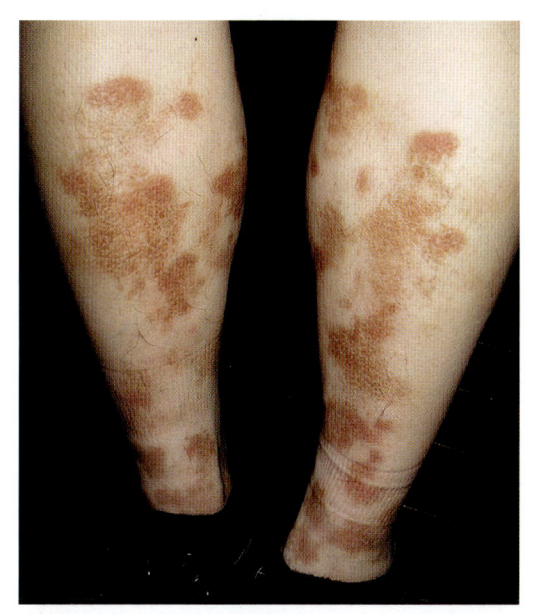

38-2 治療開始 8 週間後の状態. 湿疹局面はかなり改善した.

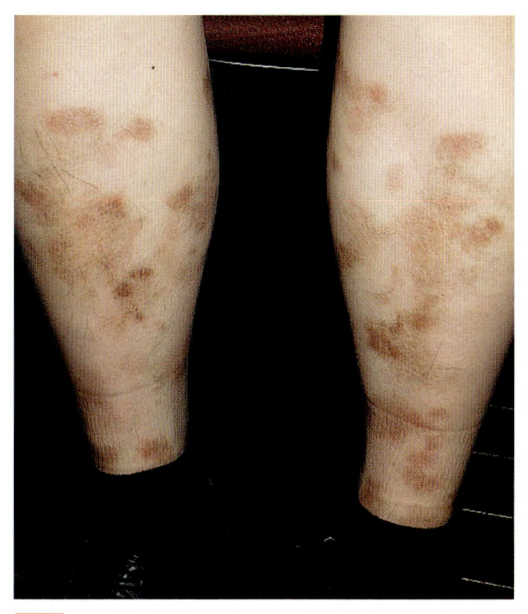

38-3 5 カ月後の状態. 湿疹局面は消失, 色素沈着も軽減した.

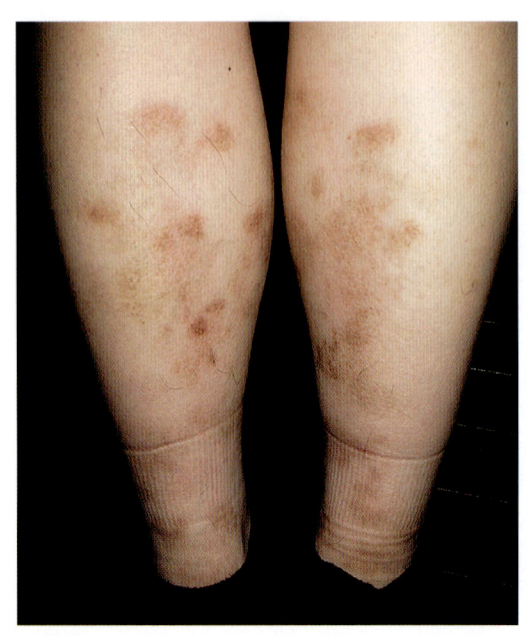

38-4 10カ月後の状態. 色素沈着の消退が進み治癒状態となった.

JCOPY 498-06372

症例 39

51歳　女性

初診：2014年7月9日．3年前から右下腿，足首に皮疹が発生した．外用治療で改善しないため，知人の勧めで受診となる．右下腿，足首に湿疹局面を認めた 39-1．トラニラスト，柴胡清肝湯，プランルカストの内服，ジフルプレドナート軟膏の外用を開始した．2週間後の再診時には，湿疹局面は略治の状態になった 39-2．

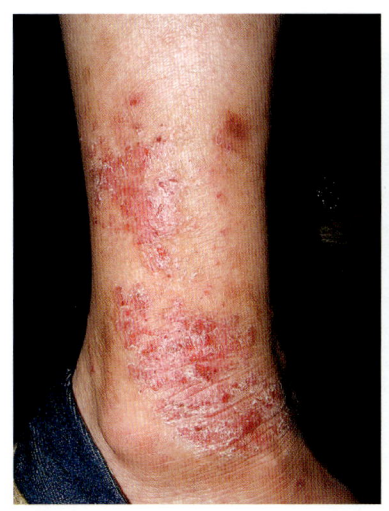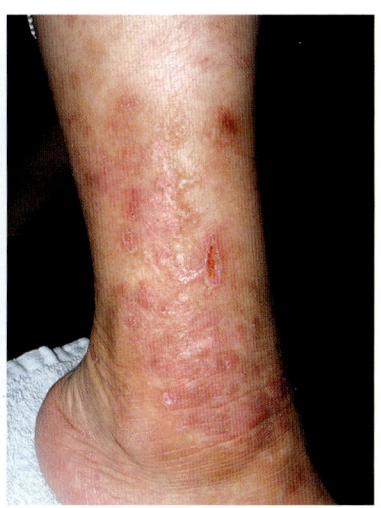

39-1 初診時の状態．右下腿，足首に湿疹局面を認める．

39-2 2週間後の略治の状態．

5歳 男児

症例 40

初診: 2013年2月12日. 1年前から右膝に皮疹が発生し, 前医でステロイド外用剤とフェキソフェナジンの内服治療を行っていたが, 改善しないため受診となる. 右膝に湿疹局面と周囲の丘疹が存在していた **40-1**. トラニラスト, 柴胡清肝湯, プランルカストの内服, ジフルプレドナート軟膏の外用を開始した. 治療開始17日後の再診時には, 略治の状態になった **40-2**.

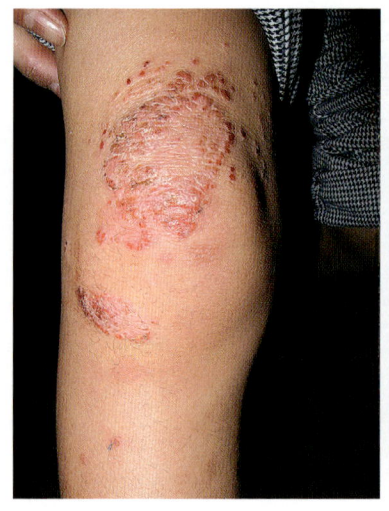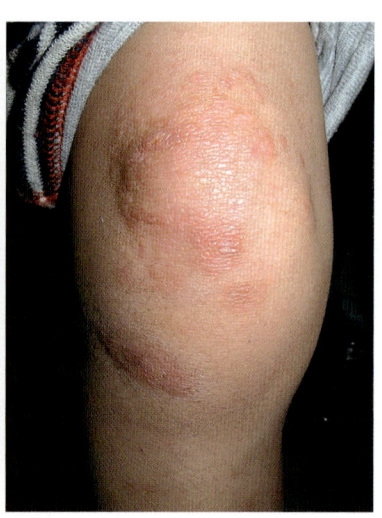

40-1 初診時の状態. 右膝に湿疹局面と周囲の丘疹が存在している.　**40-2** 治療開始17日後の略治の状態.

JCOPY 498-06372

61歳 男性

症例 41

初診: 2014年1月7日. 4年前から躯幹の皮疹が発生し，総合病院皮膚科で治療を受けるも改善がみられず，近医内科主治医の勧めで当院を受診となる．前医では，ベタメタゾン0.25mg，フェキソフェナジン，ロラタジンを長期に内服，ジフルプレドナートクリームの外用を行っていた．類円形の湿疹局面が背部に多発していた **41-1**. 外用薬の変更はせずに，内服薬をトラニラスト，柴胡清肝湯，プランルカストに変更した．ステロイド内服を中止したにもかかわらず，13日後の再診時には，多発する湿疹局面の消退がみられた **41-2**.

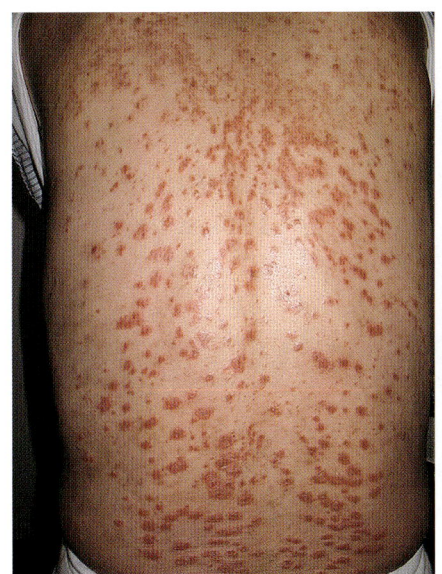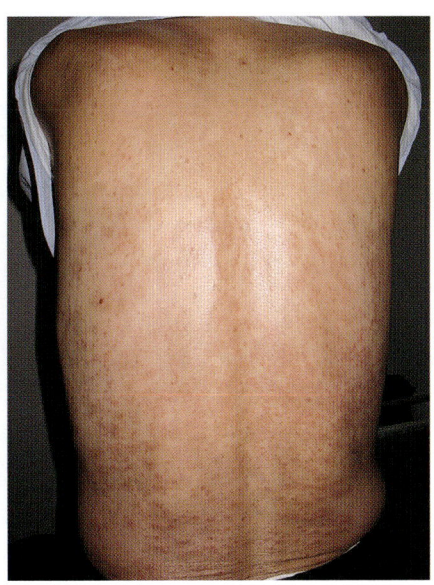

41-1 初診時の状態. 背部全体に，類円形の湿疹局面が多発している.

41-2 13日後の再診時の状態. 多発する湿疹局面は消退した.

6　脂漏性皮膚炎

　本疾患は脂漏部位である頭部，顔面に発生し，年齢は新生児期と成人，特に中年以降に発生する疾患である．治療薬は，原因菌であるマラセチアに対する抗真菌剤が第一選択となる．新生児期の場合は抗真菌剤の有効性が高いが，成人の場合は抗真菌剤単独では難治性となることも少なくないため，ステロイド外用剤を使わざるを得ない場合が多い．しかし，ステロイド外用剤で治療した場合，改善しても中止による再燃が多く，止められなくなる場合が多い．総論で解説したように，ステロイド外用剤を使うとマラセチアが増殖することが多いため，一見，皮疹が改善したようでも，再燃を引き起こすことが予測される．そればかりか，長期のステロイド外用剤の使用は皮膚萎縮を引き起こす危険性がある．症例42 は，その最たる例で，最強のステロイド剤を外用し，ステロイド内服まで併用したものの皮疹の改善がみられなくなった症例である．ステロイド外用剤の代わりにタクロリムス軟膏で炎症を抑えながら抗真菌剤を外用し，トラニラスト，柴胡清肝湯内服を併用すると改善が望める．このような重症な症例以外でも，ステロイド外用で改善を望めるが，再発が避けられない場合は，同様の方法を行うとより良い治療効果を期待できる．

　新生児の場合，顔面の脂漏性皮膚炎も，ステロイド外用剤を使わずに抗真菌剤を使うと症例 44 のように改善する．

　脂漏性皮膚炎は，マラセチアの増殖を招きやすい気温の上昇する夏だけでなく，乾燥する冬にも発生しやすく，悪化する場合も多い．また，突然発症する症例の中には，食生活の変更による症例も経験する．総論で解説したように，マラセチアの培養にオリーブ油が不可欠であったことから，連日，大量にオリーブ油を飲むような習慣を始めたのちに発症し，中止により皮疹の改善を認める症例も経験する．耳介に発生した場合は，皮膚科ではなく耳鼻科で治療を受ける症例も多い．ステロイド外用治療にて難治性となることもあり，その場合も治療の変更が必要である．

JCOPY 498-06372

症例 42

83歳　男性

　初診：2016年9月7日．20年前から頭部に脂漏性皮膚炎を発症し，近医でステロイド剤の内服，外用治療を継続しているが改善がみられず，知人の勧めで当院を受診となる．ベタメタゾン・d-クロフェニラミンマレイン酸塩，レボセチリジン塩酸塩を内服し，ステロイド外用剤最強のクロベタゾールプロピオン酸エステルスカルプを外用中であった．頭皮全体が暗赤色で，皮膚萎縮を認める状態であった 42-1．ステロイドの内服及び外用を中止し，タクロリムス軟膏，ケトコナゾールローションの外用と，トラニラスト，柴胡清肝湯内服を開始した．治療開始1カ月後の再診時には，発赤は半分以下に改善した 42-2．治療開始4カ月後には，略治の状態まで改善した 42-3．脂漏性皮膚炎の炎症を強いステロイド外用剤により力ずくで抑え込もうとすることは問題で，タクロリムス軟膏と内服薬の併用で炎症を抑えることが重要である．

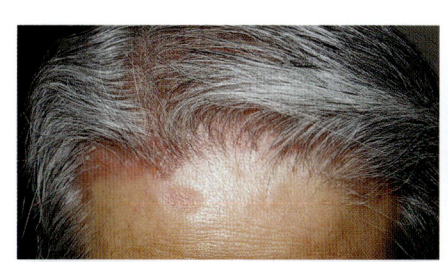
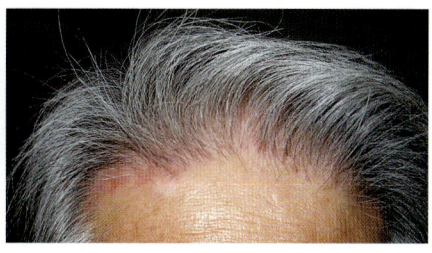
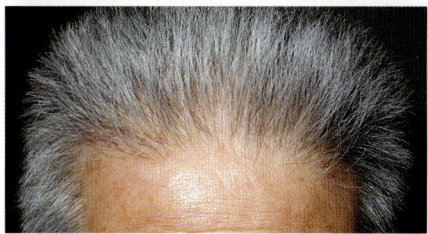

左上：42-1 初診時の状態．頭皮全体が暗赤色で，皮膚萎縮を認めた．
右上：42-2 治療開始1カ月後の再診時には，発赤は半分以下に改善した．
左下：42-3 治療開始4カ月後には，略治の状態まで改善した．

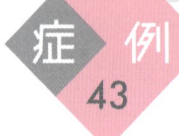

66歳　男性

初診：2018年10月3日．3年前から頭部の皮疹が発症し，1年半ほど皮膚科で治療を行うが改善せず，放置していたが悪化してきたので受診となる．頭皮全体に脂漏，鱗屑が厚く付着した状態であった 43-1．トラニラスト，柴胡清肝湯内服，入浴前にオリーブ油を塗布して洗髪を行い，入浴後にケトコナゾールローション，タクロリムス軟膏の外用を開始した．治療開始2週間後には，略治の状態になった 43-2．

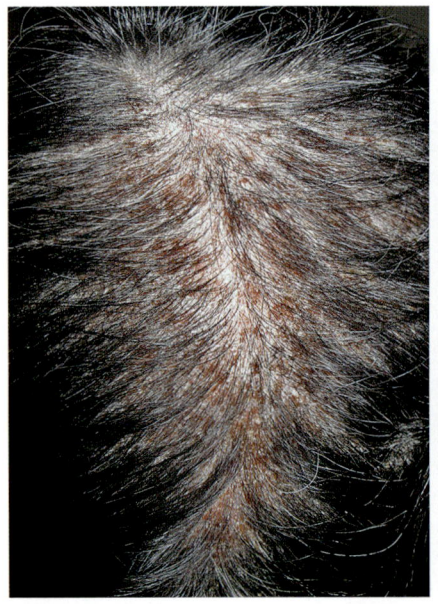

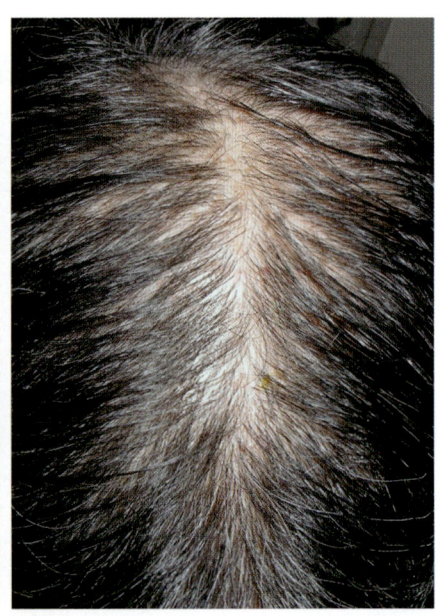

43-1 初診時の状態．頭皮全体に，脂漏，鱗屑が厚く付着している．

43-2 治療開始2週間後の略治の状態．治療2週間後には，略治の状態になった．

JCOPY 498-06372

症例 44

生後1カ月　男児

初診：2003年1月6日．顔面に皮疹が発生し受診となる．顔面の脂漏部位である眉間，眉，鼻周囲，前額，頬に皮疹を認めた 44-1．ケトコナゾールクリームの外用を開始した．外用により，9日後には皮疹はかなり消退した 44-2．外用を継続し，2カ月半後には正常状態に改善した 44-3．

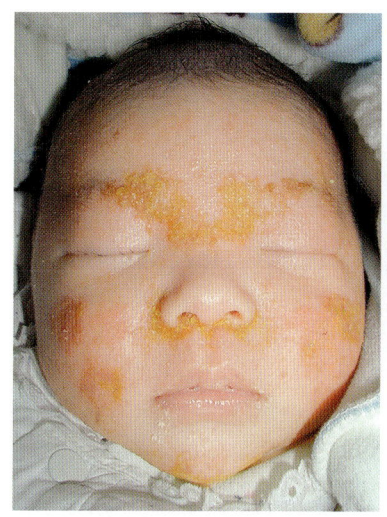 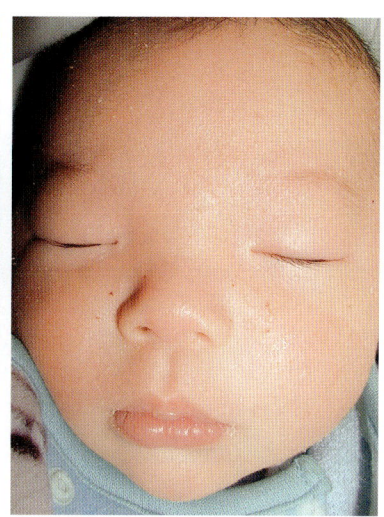

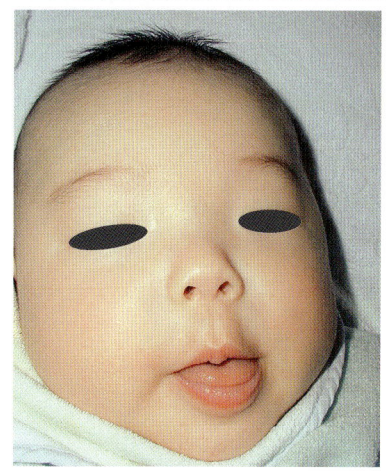

左上： 44-1 初診時の状態．顔面の脂漏部位である眉間，眉，鼻周囲，前額，頬に皮疹を認めた．
右上： 44-2 治療開始9日後の状態．皮疹はかなり消退した．
左下： 44-3 治療開始2カ月半後の状態．正常状態に改善した．

症例 45

73 歳　女性

初診：2011 年 6 月 13 日．口囲のほうれい線部位に皮疹が発生し初診となる．身体に良いとの情報で，連日，大量にオリーブ油を摂取するようにしていた．鼻横，ほうれい線部位に紅斑を認めた 45-1．タクロリムス軟膏を外用し，トラニラスト，柴胡清肝湯の内服を 2 週間行い治癒状態となった．同時に，オリーブ油の大量摂取を控えるように指導した．2 年後に，足白癬で再診された時には，顔面の皮疹は認められず完治の状態であった 45-2．

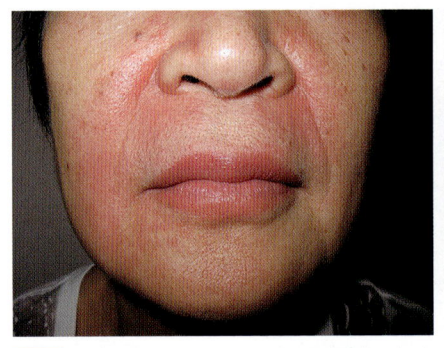 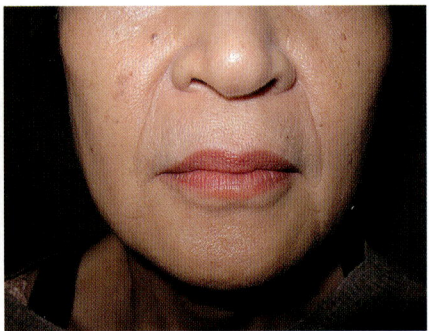

45-1 初診時の状態．鼻横，ほうれい線部位に紅斑を認めた．

45-2 2 年後の状態．オリーブ油の大量摂取を控えることで再発のない状態が維持されていた．

JCOPY 498-06372

症例 46

61歳　女性

初診：2013年4月23日．2年前から前医皮膚科でベタメタゾン吉草酸エステル・ゲンタマイシン硫酸塩軟膏，テルビナフィン塩酸塩クリーム外用治療を継続していたが，一進一退で改善しないため，耳鼻科医の勧めで受診となる．頬に紅斑を認め，ステロイドの長期外用による副作用と思われる毛細血管拡張が認められた 46-1．トラニラスト，柴胡清肝湯，ミノサイクリンの内服と，タクロリムス軟膏による治療を開始し，40日後には紅斑は消退したが，毛細血管拡張は残存した 46-2．顔面への長期のステロイド外用は慎むべき治療である．

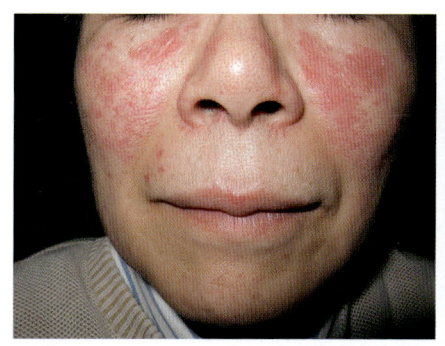 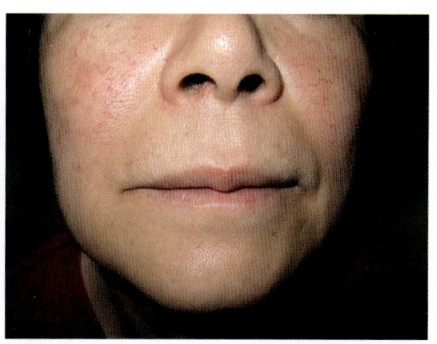

46-1 初診時の状態．脂漏性皮膚炎による紅斑と，ステロイド外用による副作用と思われる毛細血管拡張が認められる．

46-2 治療40日後の状態．紅斑は改善したが，毛細血管拡張は残存した．

症例 47

19歳　女性

初診：2014年10月29日．小児期よりアトピー性皮膚炎があったが，中学までに改善していた．2年前から顔面の皮疹が発生するようになる．3カ所の皮膚科開業医，総合病院皮膚科で，非ステロイド外用剤，ヒドロコルチゾン酪酸エステル軟膏，タクロリムス軟膏，ケトコナゾールクリーム，クロベタゾン酪酸エステル軟膏などで治療するも改善せず，知人の勧めで受診となる．両頬，鼻，眉間，前額に，黄褐色の痂皮を伴う紅斑を認める 47-1 ．皮疹は，アトピー性皮膚炎というよりも脂漏性皮膚炎と判断した．イトラコナゾール100mg，トラニラスト，柴胡清肝湯，プランルカストの内服，タクロリムス軟膏の外用を開始した．13日後の再診時には治癒状態になった 47-2 ．

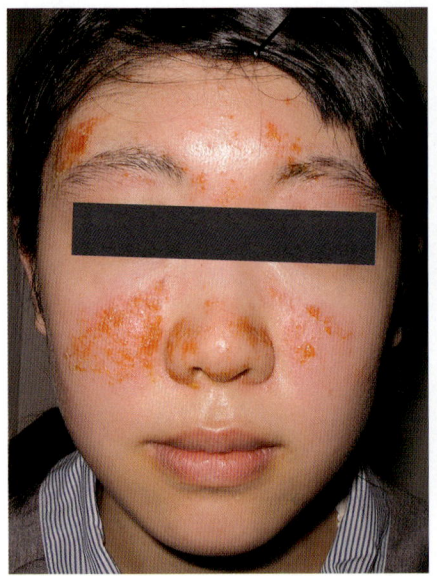

47-1 初診時の状態．両頬，鼻，眉間，前額に，黄褐色の痂皮を伴う紅斑を認める．

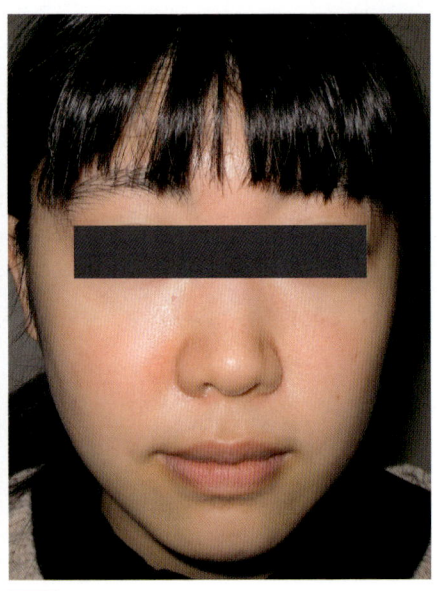

47-2 13日後の再診時の治癒状態．

JCOPY 498-06372

7　陰部の皮膚炎

　　陰部瘙痒症，陰部皮膚炎は，皮膚科を受診する代表的な疾患であるが，難治性となることが少なくない．本書で紹介する治療を行う前は，筆者も治療に困り，多くの皮膚科医が行うようにステロイド外用治療を選択せざるを得なかった．約15年前，開業した頃から治療戦略の変更を行った．陰部も脂漏部位であるので，頭頸部と同じようにマラセチアが関与しやすいのではないか．ステロイド外用で治療すると効果はあるが，それにより常在真菌であるマラセチアが増殖するため，難治性になると推測した．まず，陰部瘙痒症の患者に抗真菌剤の外用治療を開始したところ，全例ではないが約8割の症例で有効性を確認することができた．また，陰部皮膚炎にタクロリムス軟膏，トラニラスト，柴胡清肝湯の内服併用療法を開始した．この治療はステロイド外用治療よりも有効であったので，代表例を掲載する．

症例 48

27歳　男性

　　初診：2014年12月5日．3カ月前から陰嚢に皮膚炎が発生し，前医皮膚科でベタメサゾン酪酸エステルプロピオン酸エステル軟膏を処方され外用を開始した．改善がみられず再診をしたところ，鏡検でカンジダが見つかり，ルリコナゾールクリームとプレドニゾロン吉草酸エステル酢酸エステルの混合剤の外用治療に変更された．その後も改善せず，次は，デキサメタゾンプロピオン酸エステル軟膏の外用，プレドニゾロン（5mg）3錠の内服治療に変更されるも改善しないので当院受診となる．陰嚢全体の暗赤紫色の発赤を認めた 48-1 ．タクロリムス軟膏外用，トラニラスト，柴胡清肝湯の内服を開始した．15日後の再診時には，略治の状態になった 48-2 ．ラノコナゾールクリームの外用を追加して治療を継続し，1カ月後にはさらに改善した 48-3 ．その後，内服を中止し，タクロリムス軟膏とラノコナゾールクリームの外用を継続し治療を終了した．治療終

了して2年後，陰部の皮疹の再燃はない状態が続いていたが，眉間，前額の脂漏性皮膚炎が発症し，再診となった．陰部と同じように治療を開始した．

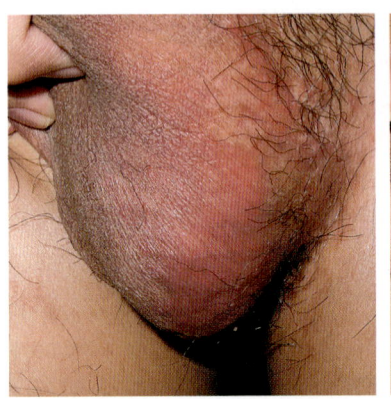

48-1 初診時の状態．陰嚢全体の暗赤紫色の発赤を認めた．

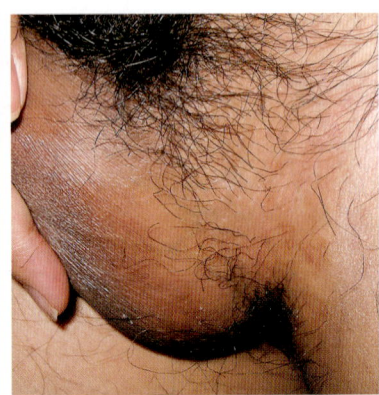

48-2 15日後の略治の状態．

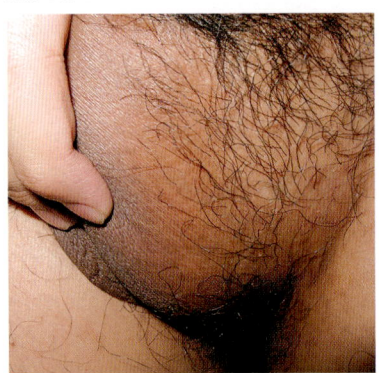

48-3 1カ月後の治癒状態．

症例 49

39 歳　男性

初診: 2016 年 12 月 26 日. 3 歳からアトピー性皮膚炎を発症し，ステロイド外用による治療を継続していた. 18 歳から脱ステロイドの目的で，活性酸素に対する治療を行う施設で，内服，外用療法を 20 年ほど継続していた. 治療費が高く，当院のホームページをみて受診となる. 初診時，陰茎中央に苔癬化した紅斑を認めた 49-1. 上肢などに痒疹が散在し，腕は長期のステロイド外用によると思われる毛細血管拡張が認められ，皮膚が脆弱した状態であった 49-2. タクロリムス軟膏の外用，トラニラスト，柴胡清肝湯，プランルカスト内服治療を開始した. 陰茎，上肢の皮疹は治療開始直後より改善がみられ 49-3, 49-4, 5 カ月後には略治の状態となった 49-5, 49-6. 痒疹，皮膚脆弱も徐々に改善がみられた.

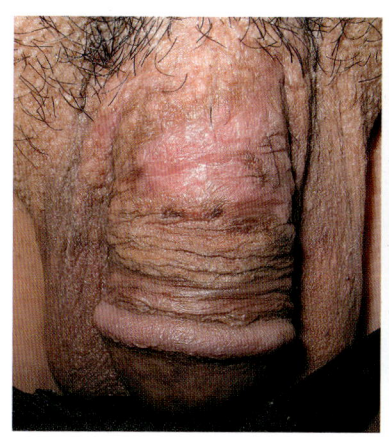 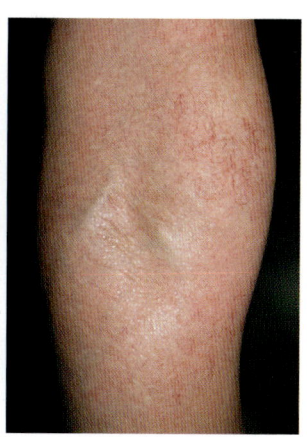

49-1 初診時の状態. 陰茎中央に苔癬化した紅斑を認めた.

49-2 初診時の状態. 腕は長期のステロイド外用によると思われる毛細血管拡張が認められ，皮膚が脆弱した状態であった.

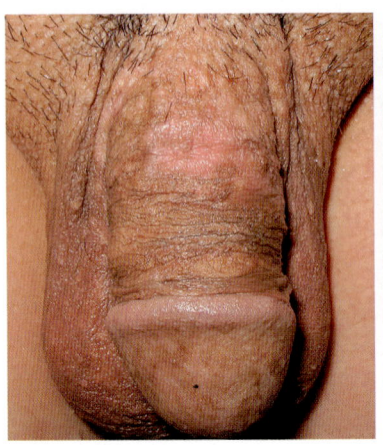

49-3 2カ月後の状態. 陰茎中央に苔癬化した紅斑の改善を認める.

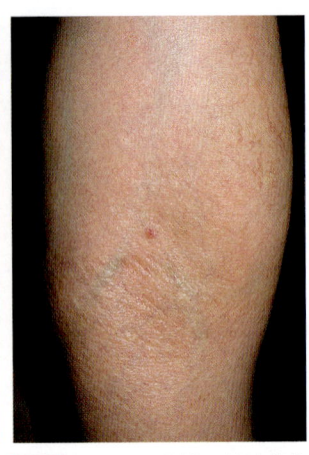

49-4 2カ月後の状態. 毛細血管拡張はやや軽減したが, 残存が見られる. 皮膚の脆弱は軽減傾向にある.

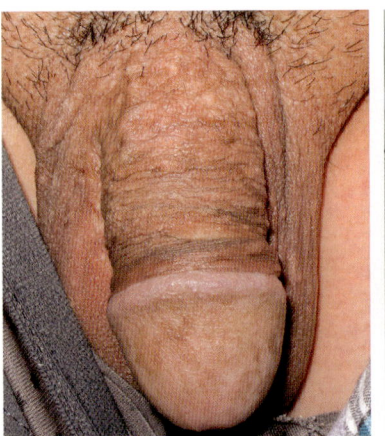

49-5 5カ月後には, 陰茎の皮疹は治癒状態となる.

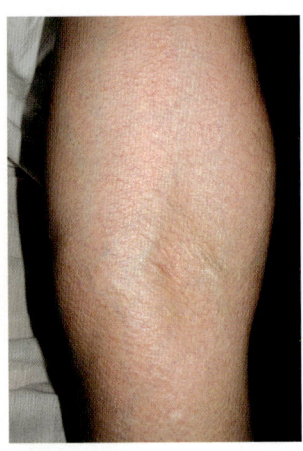

49-6 9カ月後の状態. 軽度の毛細血管拡張の残存が見られる. 皮膚の脆弱は軽減傾向にある.

JCOPY 498-06372

8 酒さ様皮膚炎

　本疾患はステロイド外用剤を顔面に長期使用することにより，酒さに類似の紅色丘疹，びまん性潮紅，痤瘡が発生する疾患である．その原因はいまだ確定されていないが，その発生部位が脂漏部位に一致すること，ステロイドの使用がマラセチアを増殖させること，ここで紹介するイトラコナゾール内服を用いた治療が奏効することを鑑みると，その原因に大きく関与しているのはマラセチアであろうと考える．従来，本疾患の治療は，ステロイド外用剤の中止によるリバウンド（悪化）を経て，症状の軽減を待つしかなかった．しかし，ここで紹介する治療を行うと，このリバウンドを経ずにほとんどの症例を改善させることができる．治療は増殖したマラセチアを減らすために，イトラコナゾール内服100mgを14日間，1〜2クール最初に投与する．症例の経験では，抗真菌剤の外用は効果が弱いようである．マラセチアのみを減少させても皮疹の反応の減弱には繋がらないので，ステロイドの代わりにタクロリムス軟膏を使用する．総論で解説したように，本外用剤はマラセチアに抗真菌活性を有するので有用である．しかし，タクロリムス軟膏でも酒さ様皮膚炎がまれに発生することが知られている．この場合も，症例53のように，イトラコナゾール内服が著効する．他の併用薬として，トラニラスト，柴胡清肝湯の内服，必要に応じてプランルカスト内服を追加すると改善が望める．治療効果が弱い場合は，テトラサイクリン系抗生物質や白虎加人参湯の内服の追加が奏効することがある．症例50のように，当院を受診する前の治療でクンメルフェルド液の外用やメトロニダゾール内服が行われていたのは，ニキビダニの影響を考えての処方と推察される．しかし，効果はなく，皮膚常在ダニであるニキビダニの影響が主原因である可能性は低いと考える．治療中に，残存する鼻横の発赤に対してミノサイクリンを投与して軽減がみられた点は，酒さの原因として注目されているニキビダニの体内細菌である *Bacillusderonius oleronius* への効果があったのかもしれないが，ミノサイクリンの炎症抑制作用によるものかは不明である．

症例
50

39歳　女性

初診：2016年1月12日．5カ月前から顔面に皮疹が発生し，2軒の皮膚科を受診したが，治らないと言われ，知り合いの勧めで受診となる．これまで，ヒドロコルチゾン酪酸エステル外用，ベタメタゾン吉草酸エステル外用，小児用タクロリムス軟膏外用，クンメルフェルド液外用，ケトコナゾール外用，メトロニダゾール内服などの治療が行われていた．眉間，鼻周囲，口囲に紅色丘疹，びまん性潮紅を認め，酒さ様皮膚炎の典型疹であった 50-1．イトラコナゾール，トラニラスト，柴胡清肝湯，プランルカストの内服，タクロリムス軟膏の外用を開始した．治療開始2週間後には，皮疹の8割が改善し，鼻周囲と口囲の軽度の潮紅が残存していた 50-2．初診時よりも著しく改善したが，鼻周囲の発赤が軽度に残存し，その後の軽減が少ないため，2カ月後からミノサイクリン 100mg の内服を開始した．イトラコナゾール内服中止後に，ケトコナゾールクリームの外用を追加した．ミノサイクリンの追加により，鼻周囲の発赤の軽減が進んだ 50-3．治療の継続により，さらに改善し，

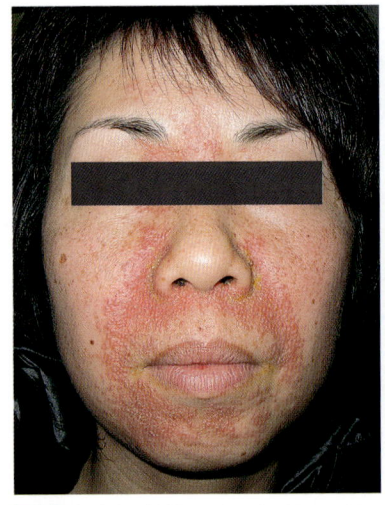

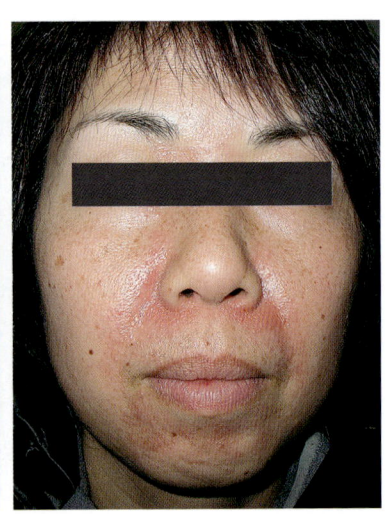

50-1 初診時の状態．眉間，鼻周囲，口囲に紅色丘疹，びまん性潮紅を認める酒さ様皮膚炎の典型疹．

50-2 治療2週間後の状態．鼻周囲と口囲の軽度の潮紅が残存するが，著明に改善した．

JCOPY 498-06372

治療開始 4 カ月後には治癒状態になり 50-4，その後，治療薬を漸減，中止とした 表1．

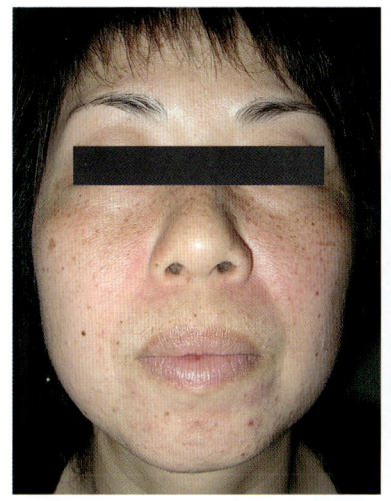 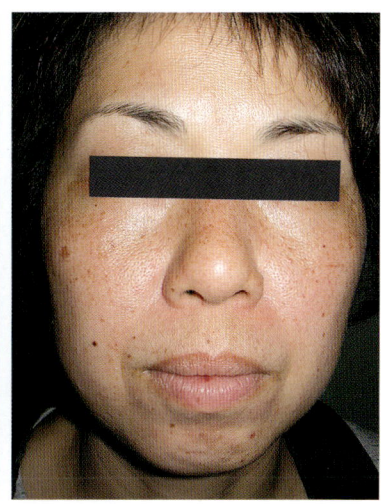

50-3 治療開始 3 カ月後の状態．鼻周囲にわずかな発赤が残存する． 50-4 治療開始 4 カ月後の治癒状態．

表1 治療薬の投与表

薬剤名	剤形	1月	2月	3月	4月	5月	6月	7月
イトラコナゾール (50mg)	2Cap	*---		*---				
トラニラスト (100mg)	3Cap	*---*-------*-------*----*------*----------*------						
プランルカスト (112.5mg)	4カプ	*---*------*------*----*---------					*------	
ツムラ柴胡清肝湯エキス	7.5g	*---*------*------*------*------*-----------						
タクロリムス軟膏 0.1%	5g	*　　*		*　　*	*			
ケトコナゾール	10g		*		*　　*			*
ミノサイクリン (50mg)	2錠			*-*----*------*----------				

＊：投与日，---：投与期間

症例 51

52 歳　女性

初診：2016 年 10 月 1 日．1 年前から顔面に皮疹が発生し，自身でフルオシノロンアセトニド・フラジオマイシン硫酸塩の外用を開始した．その後，悪化したため，8 カ月前から近医皮膚科で，プロトピック軟膏外用，ドキシサイクリン塩酸塩水和物，加味逍遙散，フェキソフェナジン内服治療などで治療を行うも改善せず受診となる．眉間，鼻，鼻周囲，口囲，頬に，痤瘡様の赤色丘疹が発生し，頬の潮紅がみられた 51-1．イトラコナゾール，トラニラスト，柴胡清肝湯，白虎加人参湯，ミノサイクリン内服，タクロリムス軟膏の外用を開始した．20 日後の再診時には，著明に改善していた 51-2．イトラコナゾール，白虎加人参湯，ミノサイクリン内服は，14 日間の内服で中止し，トラニラスト，柴胡清肝湯の内服とタクロリムス軟膏の外用は継続し，治療開始 50 日後には治癒状態となった 51-3．

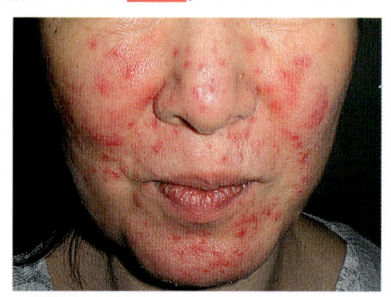

51-1 初診時の状態．眉間，鼻，鼻周囲，口囲，頬に，痤瘡様の赤色丘疹が発生し，頬，顎の潮紅がみられた．

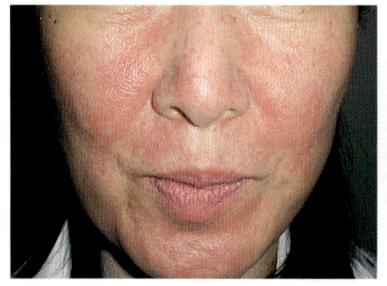

51-2 治療開始 20 日後の状態．痤瘡様の丘疹は消失し，頬，顎のわずかな発赤のみ残存がみられた．

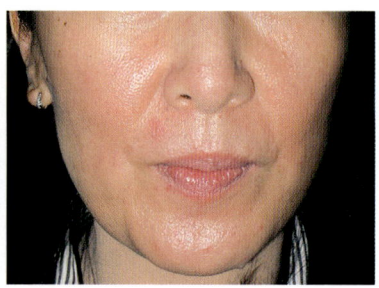

51-3 治療開始 50 日後の治癒状態．

JCOPY 498-06372

62 歳　女性

症例 52

初診：2017 年 7 月 7 日．顔面に皮疹が発生し，前医皮膚科でヒドロコルチゾン酪酸エステル軟膏，タクロリムス軟膏などで治療するも改善せず，大学病院の皮膚科へ紹介となる．使用していたヒドロコルチゾン酪酸エステル軟膏，タクロリムス軟膏を中止し，桂枝茯苓丸，イオウカンフルローションの治療が開始されるが，症状の悪化が激しく当院受診となる．両頬部には小膿疱が多発した紅斑がみられ，前額，鼻にも丘疹，潮紅がみられた **52-1**．イトラコナゾール，トラニラスト，柴胡清肝湯，白虎加人参湯，タクロリムス軟膏の外用を開始した．治療開始 12 日後の再診時には，多発した膿疱は消失，頬の紅斑も著明に改善した **52-2**．治療により明らかな改善がみられたが，軽度の発赤が残存するため，治療開始 2 カ月後からミノサイクリン 100mg の内服を追加した．その後，顔面の発赤は徐々に減少が進み，治療開始 3 カ月後には略治した **52-3**．治療開

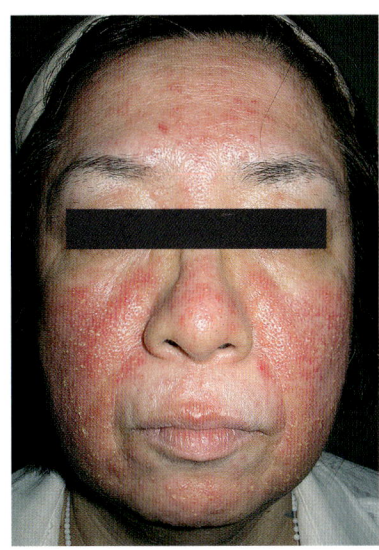

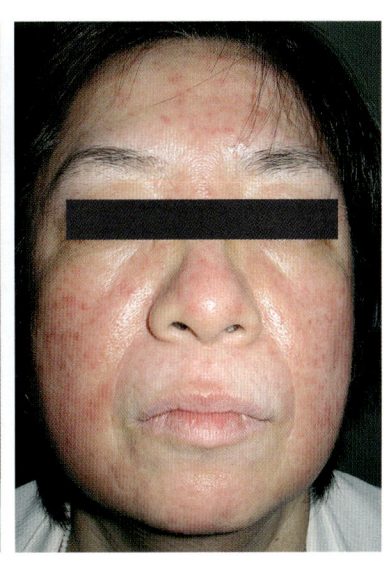

52-1 初診時の状態．両頬部には小膿疱が多発した紅斑がみられ，前額，鼻にも丘疹，潮紅がみられた．

52-2 治療開始 12 日後の再診時の状態．多発した膿疱は消失，頬の紅斑も著明に改善した．

始 4 カ月後には治癒した 52-4 ， 表 2 ．

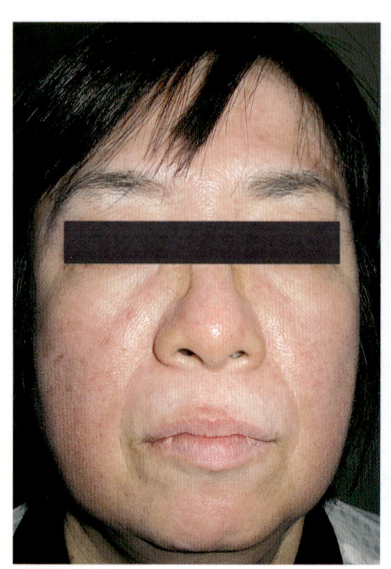

52-3 治療開始 3 カ月後．   52-4 治療開始 4 カ月後．

表 2 治療薬の投与表

薬剤名	剤形	7 月	8 月	9 月	10 月	11 月	12 月
イトラコナゾール (50mg)	2Cap	★---	★---				
トラニラスト (100mg)	3Cap	★--- ★---★-----★--------------★-----★-----					
ツムラ柴胡清肝湯エキス	7.5g	★--- ★---★-----★----------★-----★-----					
ツムラ白虎加人参湯エキス	9g	★--- ★---★-----★---------					
タクロリムス軟膏 0.1%			★10g	★15g ★15g		★5g	★5g
ミノサイクリン (50mg)	2 錠			★--------★----★-----			

★：投与日， ---：投与期間

JCOPY 498-06372

症 例 53

65歳 男性

　初診: 2009年6月12日. 全身のアトピー性皮膚炎に対して他院皮膚科でステロイド外用剤, 抗ヒスタミン剤の内服治療を継続していた. 改善がみられないため整形外科医の勧めで受診となる. トラニラスト, 柴胡清肝湯, 桂枝茯苓丸, 抗ヒスタミン剤の内服, 顔面にはタクロリムス軟膏, 躯幹と四肢には, ジフルプレドナート軟膏の外用, narrow band UVB治療を開始し, 全身の皮疹は軽減し順調であった. しかし, タクロリムス軟膏の外用で順調であった顔面の皮疹は改善しなくなり, 隆起性の紅斑, 丘疹の多発が発生した 53-1. マラセチアの増殖と判断し, 継続していた内服, 外用の変更をせずにイトラコナゾール100mg 14日間の内服のみ追加した. 17日後の再診時には, 顔面の皮疹は治癒していた 53-2. その後, 現在に至るまで, この症状の再燃はない.

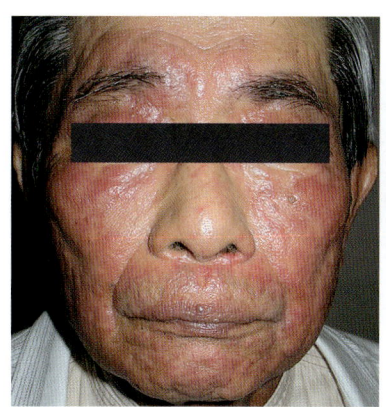
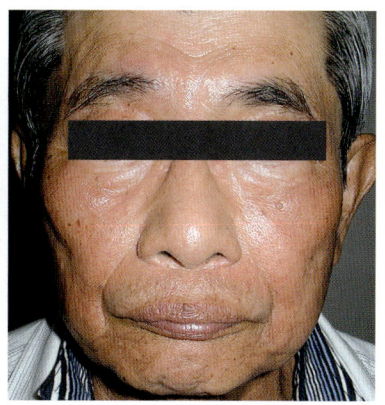

53-1 顔面の皮疹の悪化状態.

53-2 イトラコナゾール内服で顔面の皮疹が消退した状態.

9　舌なめずり皮膚炎，口唇炎

　日常の皮膚科外来において本疾患で受診される方は多いが，通常治療では改善せずドクターショッピングする疾患の一つである．口唇の乾燥と，舐めることによる唾液や食べ物などの侵入が要因であることを患者に説明することが重要である．小児の場合は，口唇部分を超えて周囲皮膚に拡大することが多い．成人の場合，小児のように拡大しないのは，

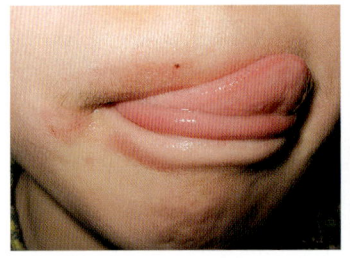

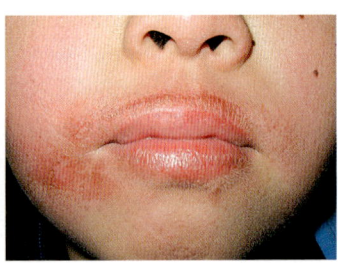

図1 舌なめずり皮膚炎で，口囲に輪をかいて発生する場合は，舌で舐めまわした結果発生する．

図3 広範囲に口囲に発生する場合は，舐めまわした上に，利き手の手背で擦りつける行為で皮疹が形成される．

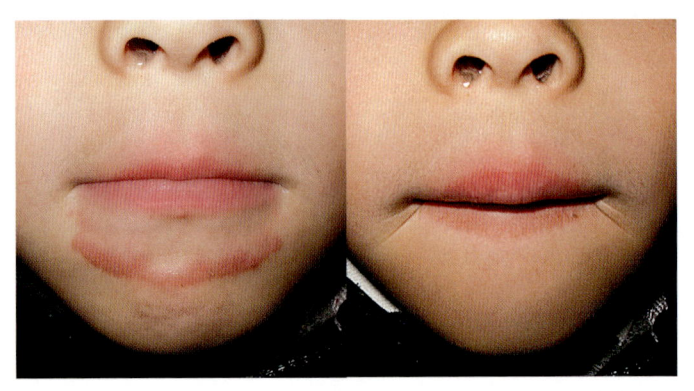

図2 舌なめずり皮膚炎で，下口唇の下に半周発生する場合がある．この場合は舌ではなく，下口唇を口腔内に引き付けて，上口唇を下顎まで覆いかぶせることによって発生する．

JCOPY 498-06372

小児のように舐めまわさないからと推測される．小児で，口囲に輪をかいて発生する場合は，舌で舐めまわした結果であり，患児の舌がどこまで届くかがわかる 図1．まれに，下口唇の下に半周発生する場合があり，この場合は舌ではなく，下口唇を口腔内に引き付けて，上口唇を下顎まで覆いかぶせることによって発生する 図2．これらよりも広範囲に口囲に発生する場合は，舐めまわした上に，利き手の手背で擦りつける行為により皮疹が形成されるようである．利き手が右手の場合は，右口角横にびらんが発生する 図3．

　舐めないように心がけ，保湿剤を外用することで軽減する場合もあるが，難治性のことが少なくない．ヘパリン類似物質をリップクリームのように頻回に外用してもらい，舐めても唾液などが吸収されないように膜を張らせ，炎症反応の改善のためにステロイド外用剤の代わりにタクロリムス軟膏を使うと効果的である 図4，図5．軽症の場合は外用剤のみで改善するが，難治性の場合はトラニラスト，柴胡清肝湯（必要に応じてプランルカスト内服を追加）の内服を併用すると改善が望める．

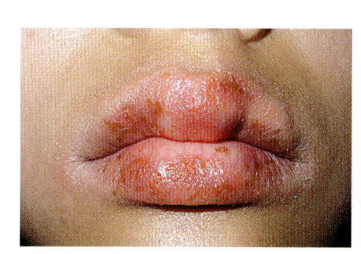
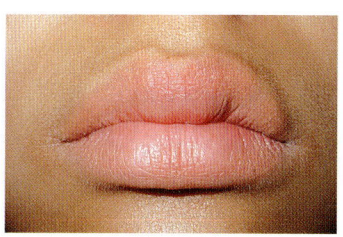

図4 口唇炎の治療前．

図5 ヘパリン類似物質とタクロリムス軟膏の外用による治療後．

症例 54

8歳　男児

　初診：2017年10月6日．昨年も発生した口囲の皮膚炎が秋になり再発し受診となる 54-1．昨年は，前医皮膚科で治療を行うも効果なく，冬の間は改善しなかったが春になって自然治癒に至った．トラニラスト，クロルフェニラミンマレイン酸塩の内服，小児用タクロリムス軟膏，ヘパリン類似物質の外用

を行うと，すぐに改善した．背部の湿疹の治療目的で再診した時には完治の状態であった 54-2 ．

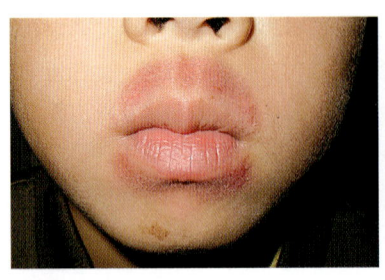

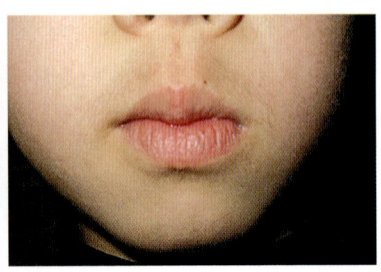

54-1 初診時の状態．

54-2 トラニラスト，アレルギン酸の内服，小児用タクロリムス軟膏，ヘパリン類似物質の外用による治癒状態．

症例 55

31 歳　女性

初診：2014 年 7 月 14 日．2 カ月前から口唇炎が発生し，ヘパリン類似物質の外用にて治療を行うも改善せず受診となる．口唇と口唇周囲の皮膚炎を認めた 55-1 ．職業は美容師でアトピー性皮膚炎があり，手湿疹の発生もみられた．タクロリムス軟膏外用の追加と，トラニラスト，柴胡清肝湯，プランルカスト内服を開始した．なお，手湿疹にはジフルプレドナート軟膏の外用を行った．治療開始 16 日後の再診時には，口唇炎は治癒状態に改善した 55-2 ．

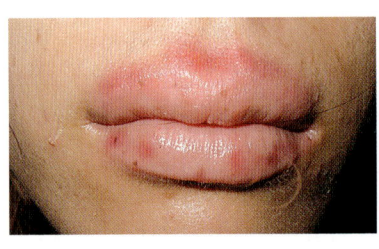

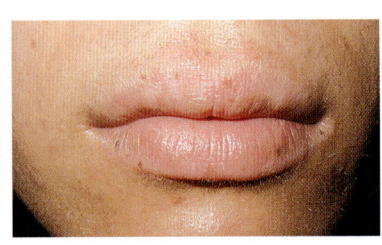

55-1 初診時の状態．口唇と口唇周囲の皮膚炎を認めた．

55-2 治療開始 16 日後の治癒状態．

JCOPY 498-06372

症例 56

40 歳　女性

　初診：2015 年 5 月 1 日．1 カ月前から口唇，口唇周囲の皮膚炎が発生し受診となる．口唇は全体に赤みと浮腫が顕著で，口唇周囲に境界が不鮮明の紅斑がみられた 56-1．トラニラスト，柴胡清肝湯，プランルカスト内服と，タクロリムス軟膏外用を開始した．治療開始 8 日目には大きく改善していたが，頻尿と体調不良が発生したため再診となる 56-2．トラニラスト，プランルカスト内服を中止し，柴胡清肝湯の内服，タクロリムス軟膏の外用に変更した．

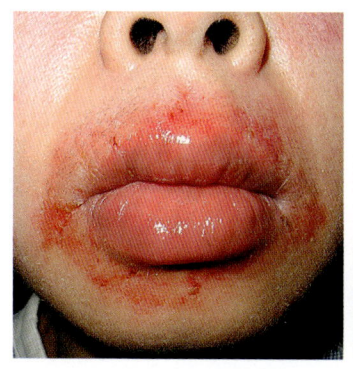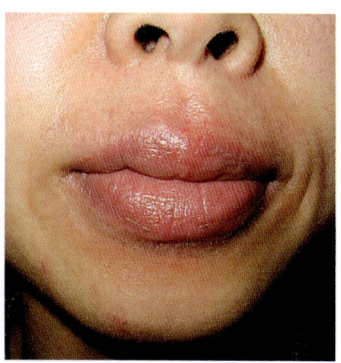

56-1 初診時の状態．口唇は全体に赤みと浮腫が顕著で，口唇周囲に境界が不鮮明の紅斑がみられた．

56-2 治療開始 8 日目には，大きく改善していた．

症　例　57

75歳　男性

　初診：2009年7月13日．口唇炎，口囲皮膚炎があり，メンソレータムの外用を行っていたが改善しないので受診となる．トラニラスト，柴胡清肝湯内服と，タクロリムス軟膏，ヘパリン類似物質の外用を開始した．治療開始後，速やかに改善したが，時々再燃がみられ，外用剤の再塗布を繰り返し安定した状態であった．2015年9月8日に症状の再燃がみられ，再診となった．関東の皮膚科で，オキシテトラサイクリン塩酸塩・ヒドロコルチゾン軟膏の処方を受け改善しないとのことであった．口唇と口唇周囲に炎症反応の再発がみられた 57-1．内服14日間，外用の再開で改善した．前額の皮疹の治療のため，2カ月後に再診した時には治癒していた 57-2．

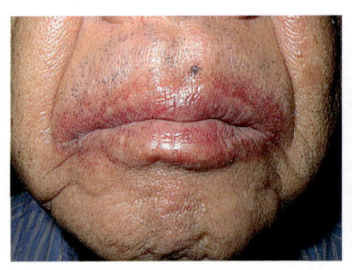 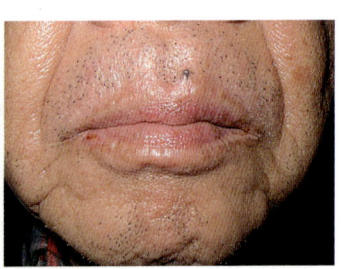

57-1 当院で，トラニラスト，柴胡清肝湯内服と，タクロリムス軟膏，ヘパリン類似物質の外用により改善していたが，関東の皮膚科で，オキシテトラサイクリン塩酸塩・ヒドロコルチゾン軟膏による治療で再燃した時の状態．

57-2 治療の再開による治癒状態．

JCOPY 498-06372

10　痒疹

　本疾患の原因は不明であることが多いが，虫刺症，物理的刺激，食物やヒスタミンなどの内因性物質があげられる．アトピー性皮膚炎や，時に悪性リンパ腫，白血病に伴って出現することもある．これらの要因に対する皮膚の炎症反応により発症すると考えられる．皮疹は蕁麻疹に類似した丘疹や慢性的に経過した小結節で，激しい掻痒を伴い，掻破痕が認められることが多い難治性疾患である．本疾患もトラニラスト，柴胡清肝湯，プランルカストの併用療法が有効のことが多く，症例を供覧する．

症例 58

12 歳　女児

　初診：2017 年 7 月 28 日．1 年前に下腿をブト（ブユ）に刺され，前医で治療するも改善せず受診となる．両下腿に小結節の散在を認めた 58-1．トラニラスト，柴胡清肝湯，プラン

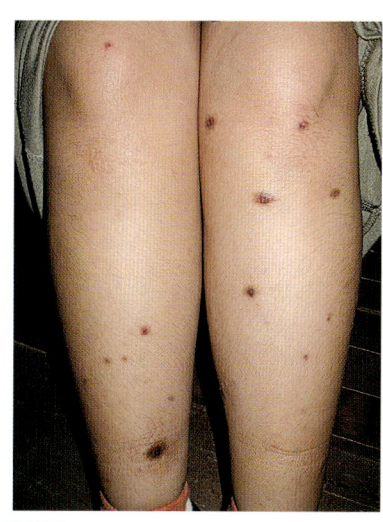 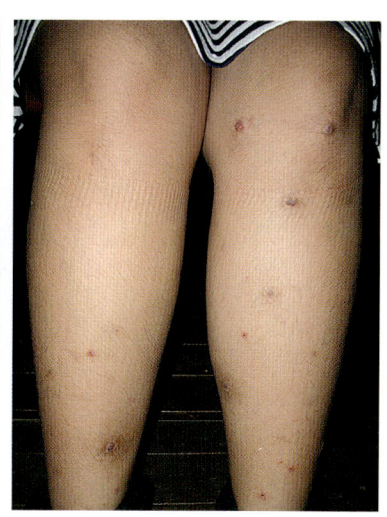

58-1 初診時の状態．両下腿に小結節の散在を認める．

58-2 治療開始 50 日後の状態．多くの小結節の消退がみられた．

ルカストの内服と，ジフルプレドナート軟膏の外用を開始した．治療開始後から，激しい痒みの軽減と皮疹の改善傾向がみられた．治療開始 50 日後には，多くの小結節は消退した 58-2．治療開始 3 カ月後には，治癒痕を残し治癒状態となった 58-3．

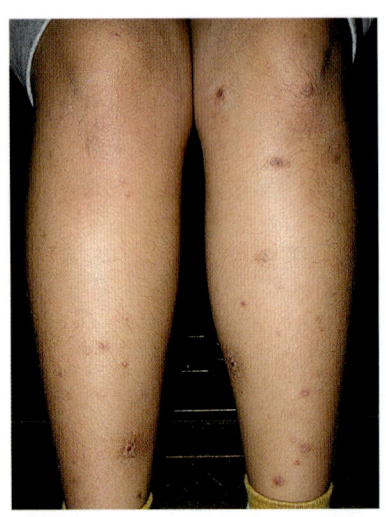

58-3 治療開始 3 カ月後の状態．治癒痕を残し治癒状態となった．

JCOPY 498-06372

症例 59

4歳　女児

初診: 2014年9月5日. 1カ月前の虫刺症後から, 両下腿に皮疹が発生した. 前医で外用, 内服治療を受けるも改善しないので受診となる. 両下腿に, 掻破により中心がびらん状態になった小結節が散在していた 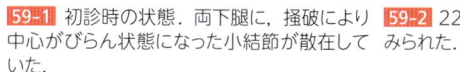59-1. トラニラスト, プランルカスト, クロルフェニラミンマレイン酸塩の内服, ジフルプレドナート軟膏の外用を開始した. 内服薬を14日間服用後, 外用のみを行った. 22日後の再診時には, 皮疹の著明な改善がみられた 59-2.

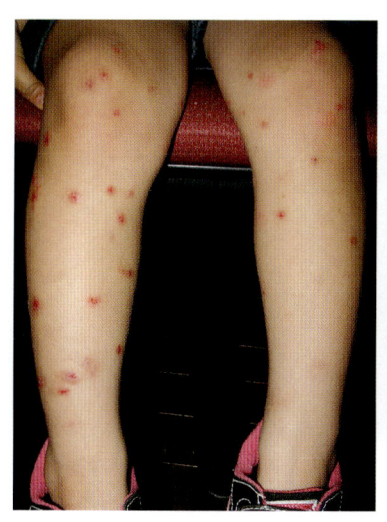
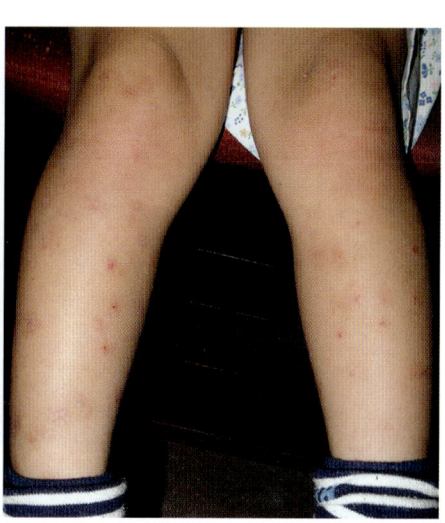

59-1 初診時の状態. 両下腿に, 掻破により中心がびらん状態になった小結節が散在していた.

59-2 22日後の再診時の状態. 皮疹の著明な改善がみられた.

症例 60

6歳 男児

初診：2015年5月22日．3カ月前から下肢に皮疹が発生し，前医でジフルプレドナート軟膏，ヘパリン類似物質の外用治療を行っていたが改善せず紹介受診となる．両膝，足首周囲に，小結節が散在していた 60-1．外用剤は継続し，トラニラスト，プランルカスト，柴胡清肝湯の内服を追加した．治療開始1カ月後には治癒状態になった 60-2．

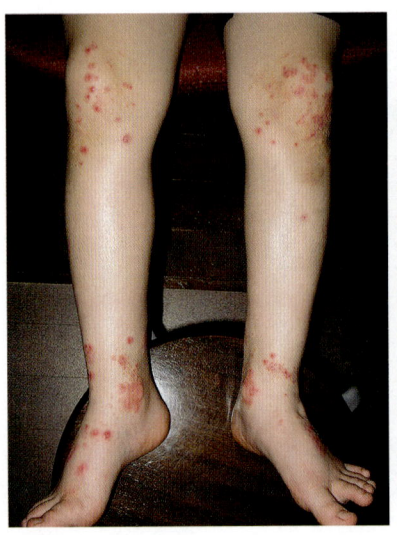 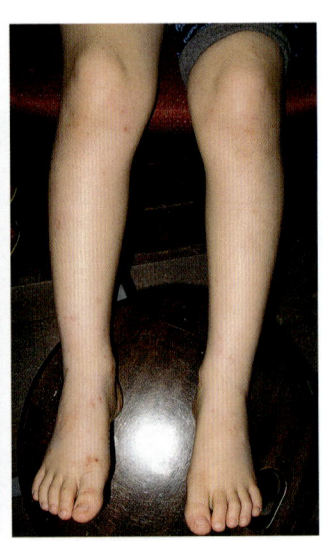

60-1 初診時の状態．両膝，足首周囲に，小結　60-2 治療開始1カ月後の治癒状態．
節が散在している．

症例 61

11歳 女児

初診：2015年10月14日．1カ月前から下腿，上肢の一部に皮疹が発生し，受診した小児科でベポタスチンベシル酸塩の内服が開始されるも改善せず，紹介受診となる．両下腿に，掻破により中心がびらん状態になった小結節が散在していた 61-1．ベポタスチンベシル酸塩に加え，トラニラスト，プランルカストの内服，ジフルプレドナート軟膏の外用を開始した．治療開始2週間後には，隆起のある小結節は軽度の赤みを残

JCOPY 498-06372

して平坦化がみられた 61-2. 治療の継続により，5カ月後には完治の状態になった 61-3.

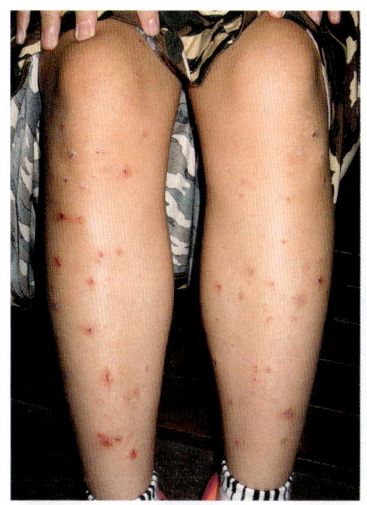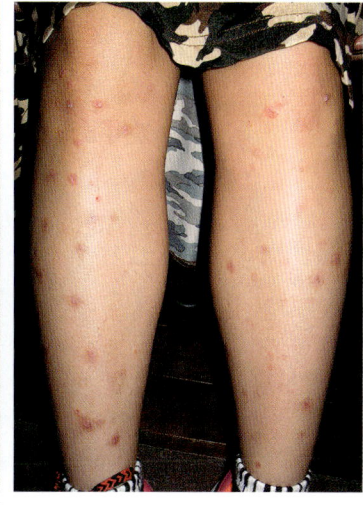

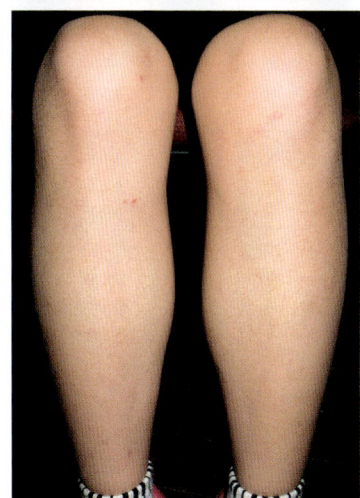

左上：61-1 初診時の状態．両下腿に，掻破により中心がびらん状態になった小結節が散在している．
右上：61-2 治療開始2週間後の状態．隆起のある小結節は，軽度の赤みを残して平坦化がみられる．
左下：61-3 5カ月後の状態．治療の継続により，完治の状態になった．

症　例
62

10 歳　男児

初診：2015 年 4 月 4 日．2 年前から頭皮に皮疹が発症し，四肢に拡大した．4 軒の皮膚科を受診し，種々の治療を受けるも改善しないため，市民病院皮膚科へ紹介受診となる．皮膚生検の結果，尋常性乾癬と診断，カルシポトリオール水和物・ベタメサゾンジプロピオン酸エステル軟膏の外用が開始されたが効果が悪いため，narrow band UVB 治療の目的で当院へ紹介受診となる．初診時は，両下腿に激しい痒みを伴う結節が散在し，結節周囲にはステロイド外用剤の副作用と思われる白斑を認めた 62-1．カルシポトリオール水和物・ベタメサゾンジプロピオン酸エステル軟膏の外用を継続しつつ，乾癬ではなく痒疹と診断し，トラニラスト，プランルカスト内服治療を追加した．治療開始 24 日後には，結節の著明な消退がみられた 62-2．治療開始 40 日後には，結節は消失した 62-3．治療の継続により，2 カ月後には治癒状態となった 62-4．治療を 80 日間で終了し，半年後の皮膚の状態はさらに改善し，再発は見られなかった 62-5．

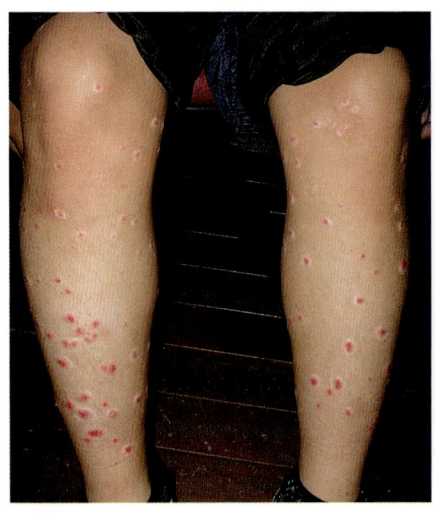
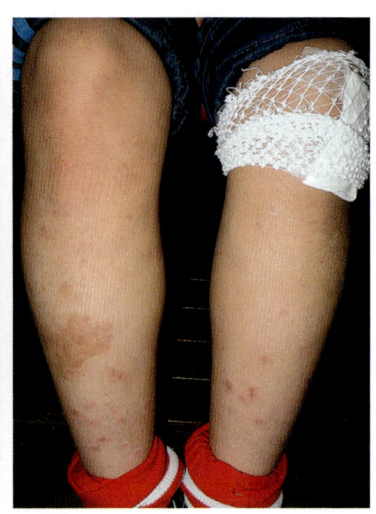

62-1 初診時の状態．両下腿に結節が散在し，結節周囲には，ステロイド外用剤の副作用と思われる白斑を認める．

62-2 治療開始 24 日後の状態．結節の著明な消退がみられる．

JCOPY 498-06372

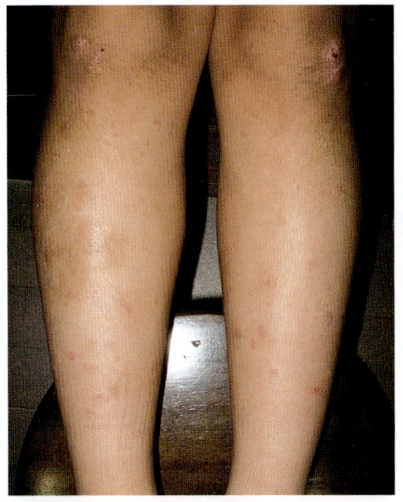

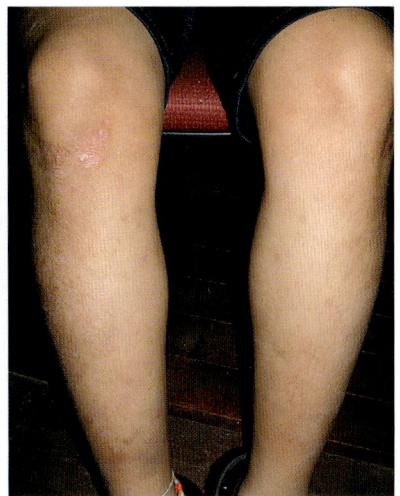

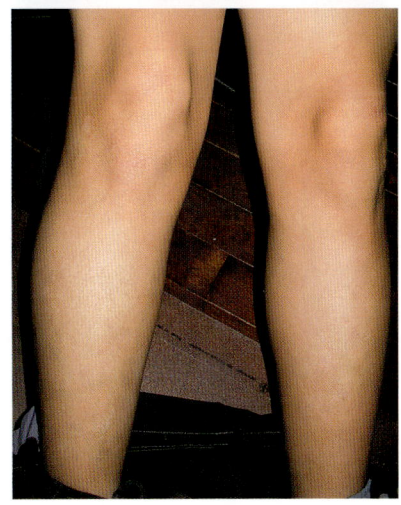

左上： **62-3** 治療開始 40 日後の状態．結節は
消失した．
右上： **62-4** 2 カ月後の治癒状態．
左下： **62-5** 治療を 80 日間で終了し，半年後
の状態．皮膚の状態はさらに改善した．

症例
63

10 歳　男児

初診：2010 年 3 月 19 日．2 歳時から顔面，四肢に皮疹が発生し，アトピー性皮膚炎と診断され，2 軒の皮膚科でロラタジン，ヒドロキシジンパモ酸塩，ベタメタゾン吉草酸エステル・ゲンタマイシン硫酸塩軟膏，ジフルプレドナート軟膏，トリアムシノロンアセトニド軟膏，フドロキシコルチドテープなどの治療を受けていた．改善がみられないため当院受診となる．初診時，顔面，眼の周囲に皮膚炎があり，四肢には小結節が散在し，膝と足背には紅斑を認めた 63-1．トラニラスト，柴胡清肝湯の内服，顔面には小児用のタクロリムス軟膏，四肢は使用中のジフルプレドナート軟膏の外用を継続した．また，narrow band UVB 治療も開始した．治療を開始し，痒み，皮疹ともに改善傾向となり，9 カ月後には，下肢は正常状態に改善した 63-2．

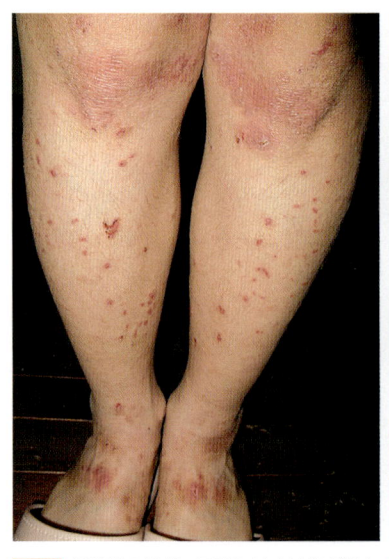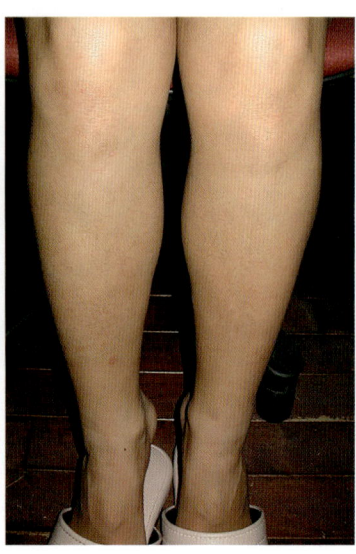

63-1 初診時の状態．下腿には小結節が散在し，膝と足背には紅斑を認める．

63-2 9 カ月後の状態．下肢は正常状態に改善した．

JCOPY　498-06372

5歳　男児

症例 64

初診: 2019年8月2日. 前年9月に伝染性膿痂疹に罹患後, 四肢に痒疹が発症した. 転居に伴い前医から紹介受診となる. 前医では, ベタメタゾン0.5mL, レボセチリジン塩酸塩の内服, ベタメタゾン吉草酸エステル・ゲンタマイシン硫酸塩の外用を1年近く治療を行うも難治性であった. 四肢に掻破によるびらん, 痂皮化した痒疹が散在していた **64-1**. ステロイド内服を中止し, トラニラスト, 柴胡清肝湯, プランルカスト, クロルフェニラミンマレイン酸塩, マルツエキス分包の内服, ジフルプレドナート軟膏の外用に変更した. 速やかに痒みが減少し, 掻破がなくなった. 皮疹も急速に改善し, 6週間後には治癒状態になった **64-2**. なお, マルツエキス分包は, 柴胡清肝湯と混ぜて飲みやすくするために投与した.

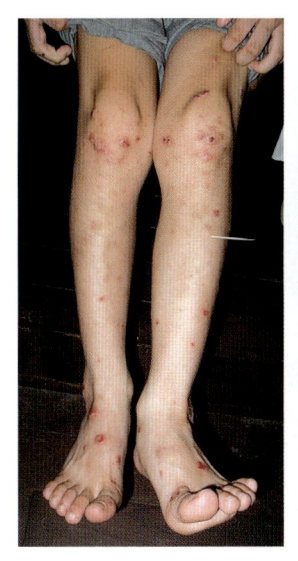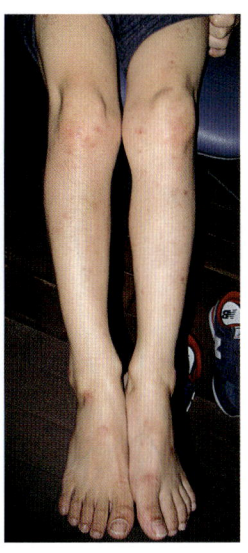

左: **64-1** 初診時の状態. 下肢に掻破によるびらん, 痂皮化した痒疹が散在していた.
右: **64-2** 治療開始6週間後の状態. 掻破もなくなり治癒状態に改善した.

11　色素性痒疹

本疾患は，掻痒の強いじん麻疹様紅斑として出現し，痒疹様の紅色丘疹を反復して治癒後に粗大な網目状の色素沈着を残す原因不明の疾患とされる．躯幹に発生し，ミノサイクリン，DDS が有効な疾患である．大阪皮膚科医会の例会で，岐阜大学の北島康雄名誉教授にご講演頂いた際に，本疾患は稀な疾患ではなく，週に数例は経験するほどの疾患であり，ミノサイクリン内服が著効することを教えて頂いた．その後，一見，湿疹様の症例で難治性の場合に，ミノサイクリン内服の追加により改善する症例を多く経験している．しかし，ミノサイクリン内服の治療のみでは難治性であることも少なくなく，本著で紹介したトラニラスト，柴胡清肝湯（必要に応じてプランルカスト内服を追加）の内服を併用すると，ほとんどの症例で改善することがわかり，併用療法が有効と考えている．本疾患と確定してよいか不確かな症例を含めて 8 著効例を提示する．

症例 65

66 歳　女性

初診：2013 年 11 月 19 日．1 年 8 カ月前から背部に皮疹が発症し，種々の皮膚科で治療するも改善せず，小生の新聞記事を読んで受診となる．レボセチリジン塩酸塩内服，ジフルプレドナート軟膏，保湿剤の外用を行っていた．背部に丘疹が多発し，中央で融合し不正形の紅斑となっていた 65-1．色素性痒疹を考え，ミノサイクリン 100mg の内服を追加した．17 日後の再診時には，ミノサイクリンの効果で，わずかに改善がみられたが痒みも強く，さらなる効果を期待して，トラニラスト，柴胡清肝湯の内服を追加した．以前から使用していたレボセチリジン塩酸塩の内服，ジフルプレドナート軟膏の外用も継続した．治療 2 カ月後には治癒状態となった 65-2．

JCOPY 498-06372

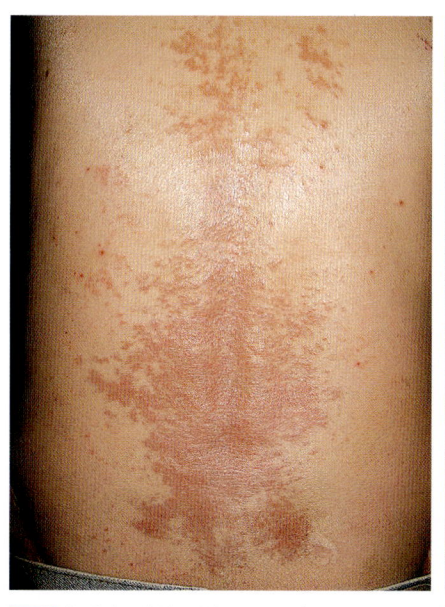 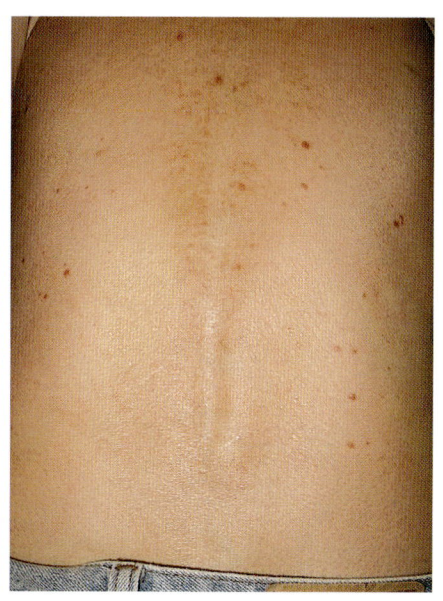

65-1 初診時の状態. 背部に丘疹が多発し, 中央で 融合し不正形の紅斑となっていた.

65-2 2カ月後の治癒状態.

症例 66

59 歳　男性

初診: 2018 年 2 月 2 日. 1 カ月前から後頭部, 背部に皮膚炎が発生し, 前医皮膚科でベタメタゾン吉草酸エステルローション, ヘパリン類似物質, デキサメタゾンプロピオン酸エステル軟膏による治療を開始したが効果なく, ビラスチン内服, ジフルプレドナート軟膏 / ヘパリン類似物質混合の外用に変更するも悪化してきたため受診となる. 背部にじん麻疹様紅斑と丘疹の多発がみられた 66-1. ミノサイクリン 100mg/ 日, トラニラスト, 柴胡清肝湯, フェキソフェナジン塩酸塩の内服, 背部にジフルプレドナート軟膏, 頭皮内にベタメサゾン酪酸エステルプロピオン酸エステルローションの外用を開始した. 治療開始後から改善がみられ, 8 週間後には初診時よりも皮疹が軽減した 66-2. 治療の継続により, 7 カ月後には治癒状態になった 66-3.

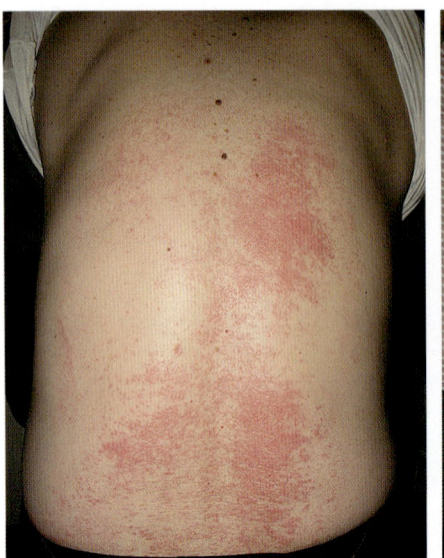
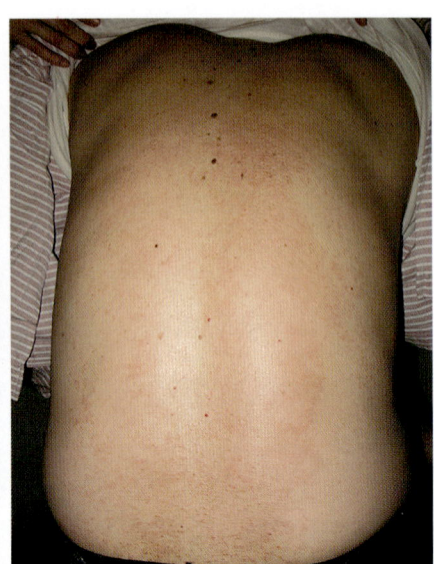
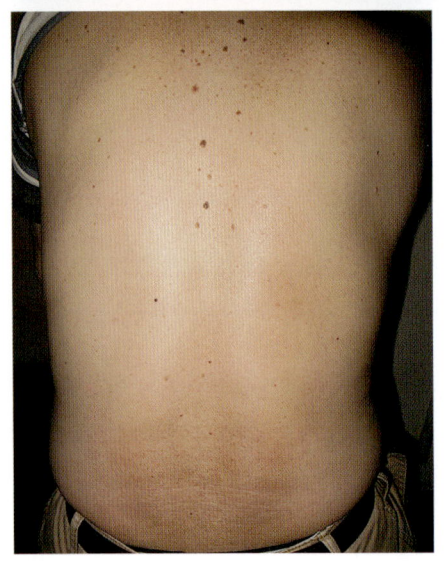

左上：66-1 初診時の状態．背部にじん麻疹様紅斑と丘疹の多発がみられる．
右上：66-2 8週間後の状態．じん麻疹様紅斑はかなり消退し，淡い網目状の色素沈着がみられる．
左下：66-3 7カ月後の治癒状態．

JCOPY 498-06372

78 歳　女性

　再受診時：2017 年 3 月 21 日．5 年前に背部などに皮疹が発生し，当院にてトラニラスト，柴胡清肝湯，レボセチリジン塩酸塩内服，ジフルプレドナート軟膏外用, narrow band UVB 治療により改善した．1 カ月前から再発したため，大学病院皮膚科を受診し，ビラスチン内服，クロベタゾールプロピオン酸エステル軟膏により治療を受けるも改善しないので，当院を再診される．痒疹様の丘疹の多発とやや網目状の色素沈着を認めた 67-1．ミノサイクリン 100mg，柴胡清肝湯，プランルカストの内服，ジフルプレドナート軟膏外用, narrow band UVB 治療を開始した．以前の治療で，トラニラストの内服による頻尿の副作用が発生したため投与は控えた．治療開始直後から改善がみられ，2 カ月後には治癒状態となった 67-2．

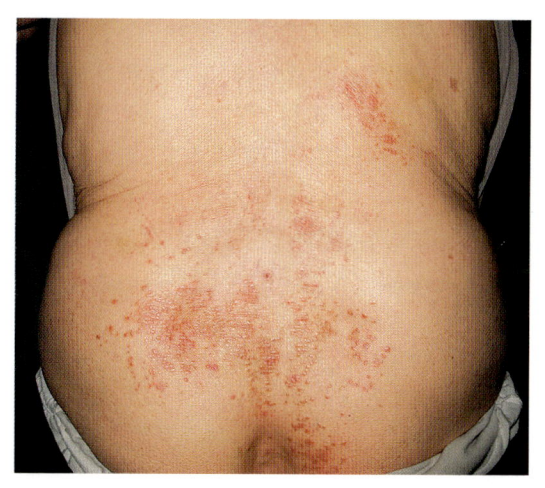

67-1 再受診時の状態．痒疹様の丘疹の多発とやや網目状の色素沈着を認める．

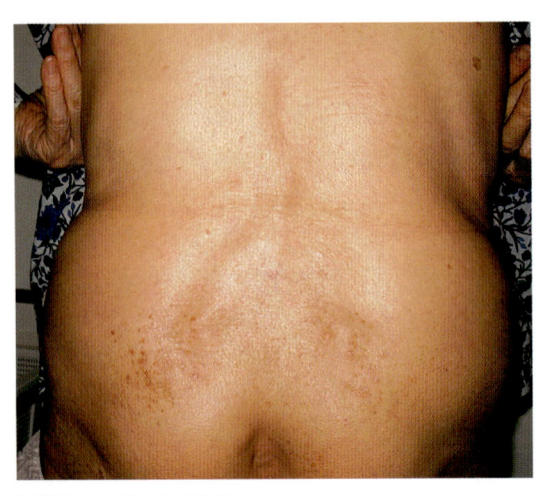

67-2 2 カ月後の治癒状態.

症 例 68

48 歳　女性

初診：2018 年 4 月 2 日. 3 カ月前から躯幹を中心に皮疹が発生し，4 軒の皮膚科を受診するも改善せず，知人の勧めで受診となる. 市民病院皮膚科では，血液検査でアレルギーの反応は見つからず，原因不明と言われた. 治療は，レボセチリジン塩酸塩，ベタメタゾン・d–クロフェニラミンマレイン酸

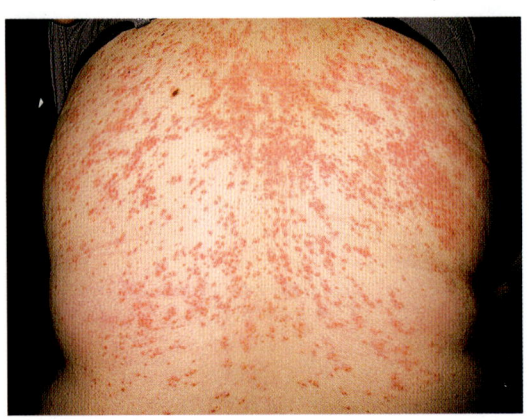

68-1 初診時の状態. 躯幹に赤色の丘疹，痒疹が多発し，集簇した部分には紅斑がみられる.

JCOPY 498-06372

塩，ロキシスロマイシン内服，ベタメサゾン酪酸エステルプロ
ピオン酸エステルの軟膏，ローションの外用であった．躯幹に
赤色の丘疹，痒疹が多発し，集簇した部分には紅斑がみられ
た 68-1 ．ミノサイクリン 100mg，トラニラスト，柴胡清肝湯，
プランルカスト，フェキソフェナジン塩酸塩の内服に変更し，
外用は使っていたベタメサゾン酪酸エステルプロピオン酸エス
テル軟膏の塗布を継続した．治療開始 9 日後には，難治性で
あった皮疹は網目状の色素沈着を残して消失した 68-2 ．治療
の継続により，5 カ月後には網目状の色素沈着も消失した 68-3 ．

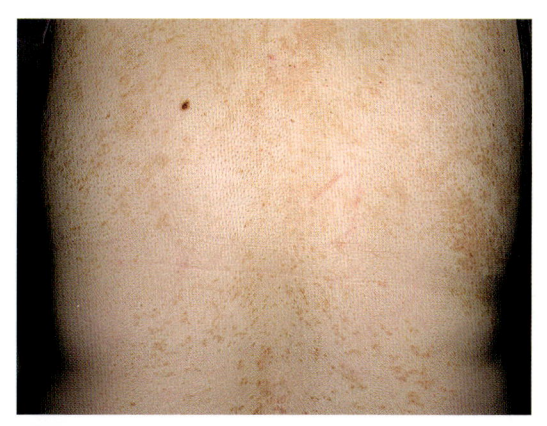

68-2 治療開始 9 日後の状態．難治性であった皮疹は消失し，
網目状の色素沈着が残った．

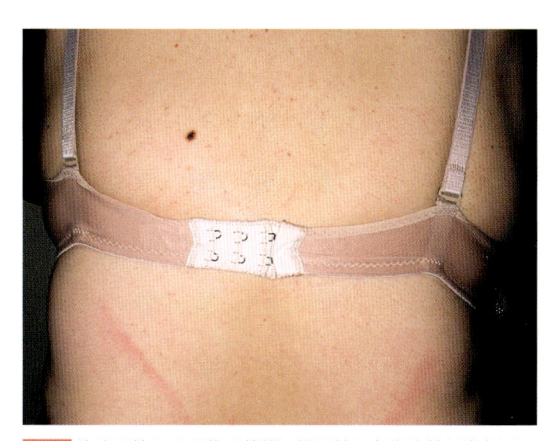

68-3 治療開始 5 カ月後の状態．網目状の色素沈着も消失した．

症例 69

41 歳　男性

初診：2017 年 11 月 27 日．半年前から下腹部，上腕内側に皮疹が発生し，ステロイド外用剤などで治療を受けるも改善せず，知人の勧めで受診となる．下腹部に色素沈着を伴う大小の紅斑が散在し，右側腹部には地図状の紅斑がみられた 69-1．ミノサイクリン 100mg，トラニラスト，柴胡清肝湯の内服，ベタメサゾン酪酸エステルプロピオン酸エステル軟膏の外用を開始した．2 カ月後の再診時には，色素沈着を残して略治の状態であった 69-2．内服薬は 2 週間の投与のみで，治療開始後速やかに症状が軽減したので，外用のみで様子をみていたとのことであった．

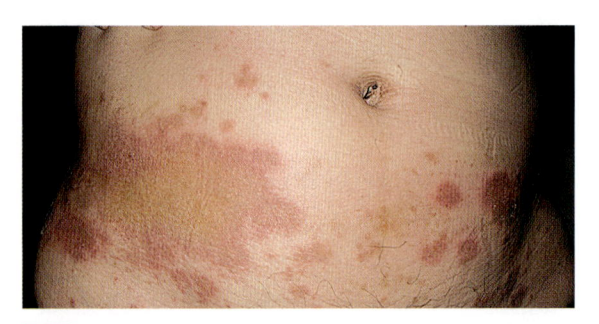

69-1 初診時の状態．下腹部に色素沈着を伴う大小の紅斑が散在し，右側腹部には地図状の紅斑がみられる．

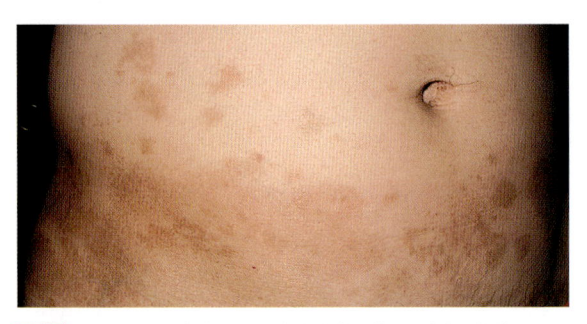

69-2 2 カ月後の再診時の状態．色素沈着を残して略治の状態であった．

JCOPY 498-06372

症例 70

75 歳　男性

　初診：2018 年 5 月 29 日．40 代から背部に皮疹が発生するようになり，前医で治療するも 5 年前から悪化した．ベタメタゾンジプロピオン酸エステル軟膏などで治療するも改善せず受診となる．背部に痒疹様の赤色丘疹が発生し，融合傾向がみられた 70-1．ミノサイクリン 100mg，トラニラスト，柴胡清肝湯の内服，ベタメサゾン酪酸エステルプロピオン酸エステル軟膏の外用を開始した．治療開始後，速やかに改善し，2 週間の治療で治癒状態となった 70-2．

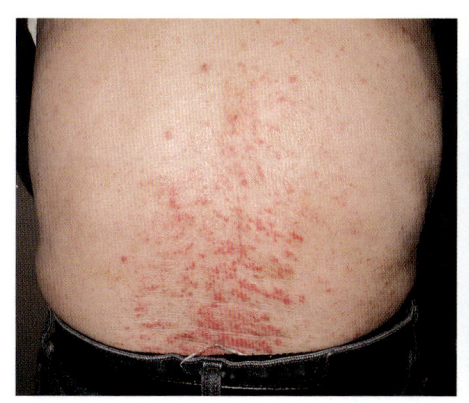 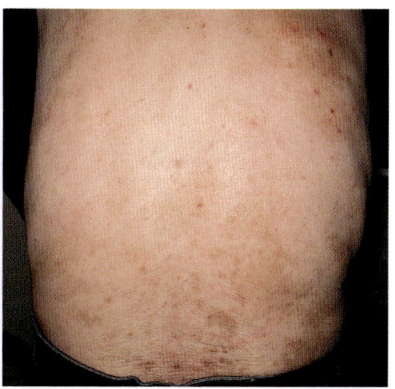

70-1 初診時の状態．背部に痒疹様の赤色丘疹が発生し，融合傾向がみられる．

70-2 2 週間の治療で治癒状態となった．

78歳　男性

症例 71

初診：2016年7月19日．3年前から発症し，前医皮膚科でベポタスチンベシル酸塩，メキタジンの内服，デキサメタゾンプロピオン酸エステル軟膏の外用治療を行うも改善せず，知人の勧めで受診となる．背部に痒疹様の赤色丘疹が発生し，融合傾向を認めた **71-1**．ミノサイクリン 100mg，トラニラスト，柴胡清肝湯の内服，ベタメサゾン酪酸エステルプロピオン酸エステル軟膏の外用，narrow band UVB 治療を開始した．徐々に改善し，2カ月後には色素沈着を残して略治の状態になった **71-2**．

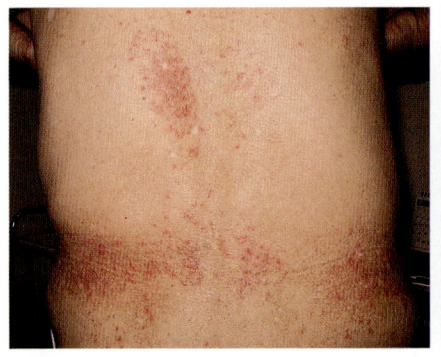 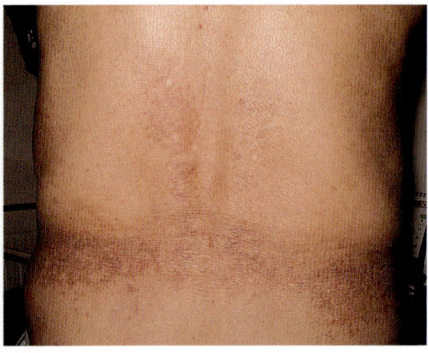

71-1 初診時の状態．背部に痒疹様の赤色丘疹が発生し，融合傾向を認めた．

71-2 2カ月後の状態．色素沈着を残して略治の状態になった．

症例 72

36 歳　男性

初診: 2015 年 3 月 14 日. 10 年前から夏に皮疹が躯幹に発生し，症状を繰り返すため受診となる．右側胸腹部にやや環状の大きな紅斑があり，紅斑内に色素沈着を認めた 72-1. 妥当な疾患名があるのかもしれないが，不明紅斑，色素性痒疹を疑い，ミノサイクリン 100mg，トラニラスト，柴胡清肝湯，d-クロルフェニラミンマレイン酸塩の内服，ベタメサゾン酪酸エステルプロピオン酸エステル軟膏の外用を開始し，速やかに改善した．しかし，反対側の左側腹部に同様の紅斑が発生し，2カ月後に再診となる 72-2. その後，同様の投薬で 3 年間再発はなかったが，3 年後に右側腹部に同様の皮疹が発生し，再診となる 72-3. 同治療を希望し再開となる．

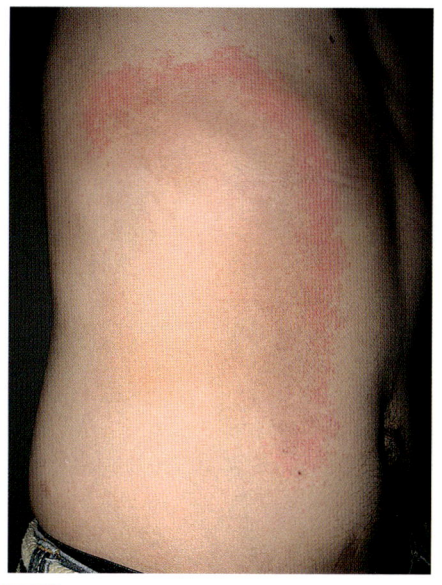

72-1 初診時の状態．右側胸腹部に，やや環状の大きな紅斑があり，紅斑内に色素沈着を認める．

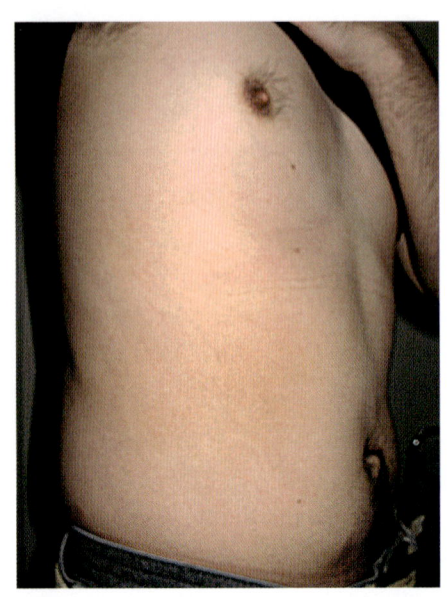

72-2 2 カ月後に反対側の左側腹部に同様の紅斑が発生した時の状態．初診時に発生していた皮疹は消退している．

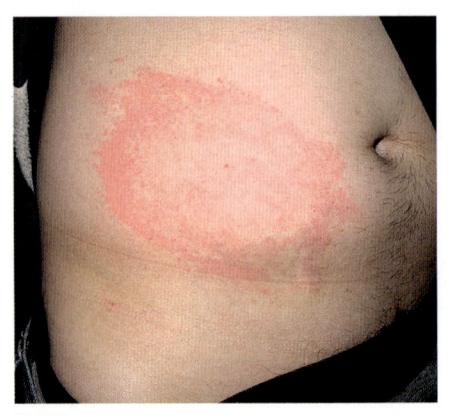

72-3 3 年ぶりに再発した状態．

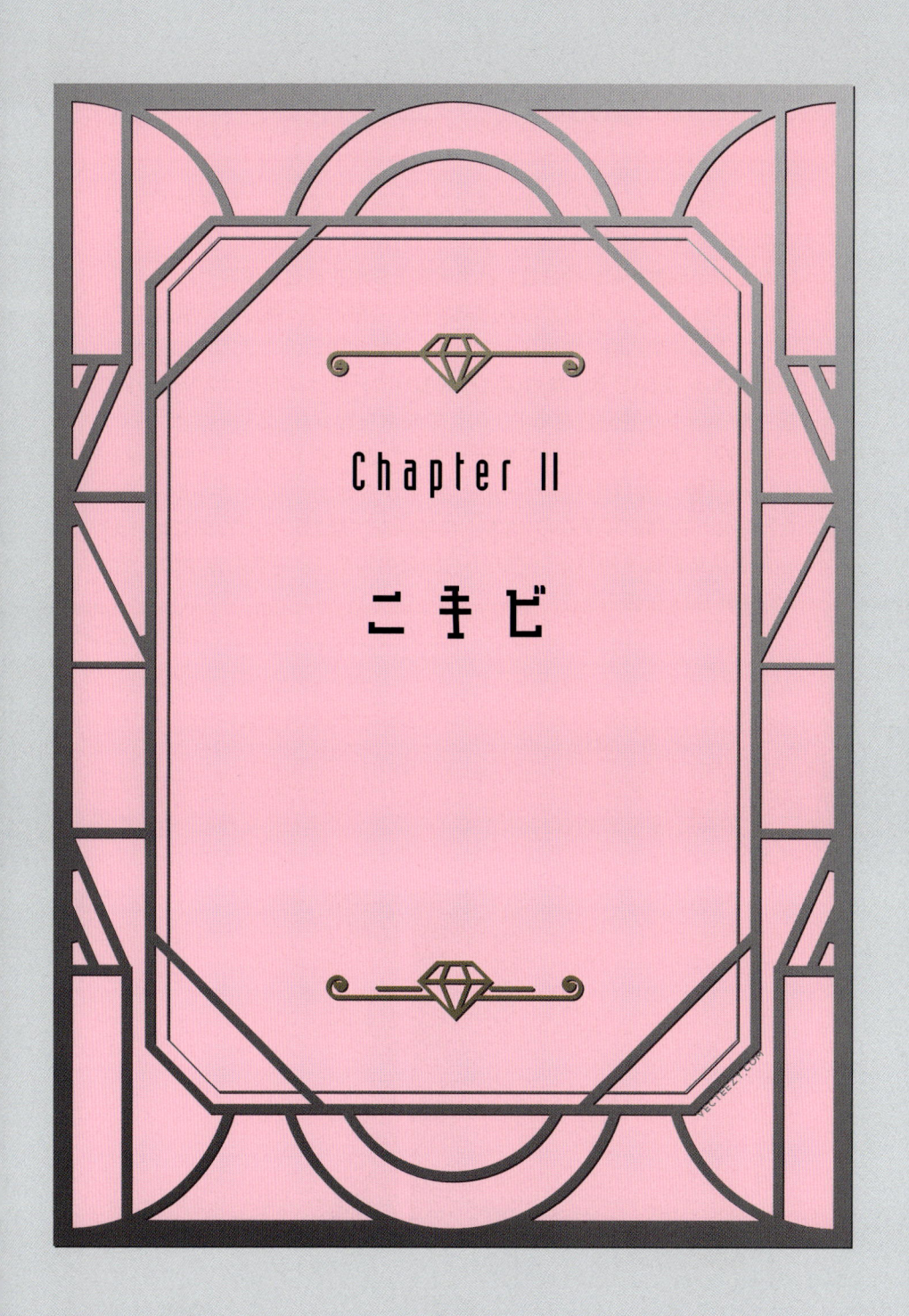

Chapter II

こ＊ビ

1　尋常性痤瘡

　総論で解説したように，本疾患はアクネ菌だけでなく，マラセチアも少なからず発症原因となっていることを考慮にいれる必要がある．一般的な治療で改善しない場合は，抗真菌剤を併用すると効果的である．軽症の場合はニゾラールなどの外用剤が有効であるが，難治性の場合はイトラコナゾール内服，瘢痕を合併している場合はトラニラスト内服が効果的である．2018年，筆者は「皮膚の科学」に「イトラコナゾール内服治療を行った顔面痤瘡の23例」の報告を行った．23例中22例で著効がみられ，その症例を提示した．なお，イトラコナゾールは，100mg/日，14日間を1クールとし，1から3クール（1クール：5例，2クール：15例，3クール：3例）投与した．なお，クール間には14日間の休薬期間を設けた．そのうちの著効した18症例と無効の1症例（症例91）を提示する．

症例 73

21歳　女性

　初診：2012年2月7日．3年前に発症し，他院皮膚科でクリンダマイシンリン酸エステル，アダパレン外用，抗生物質と

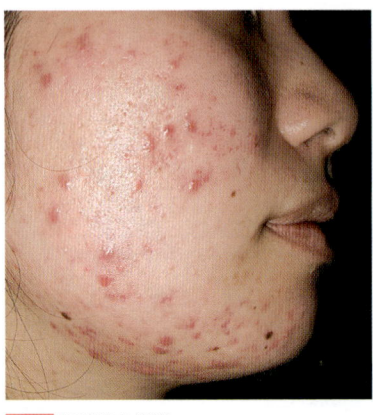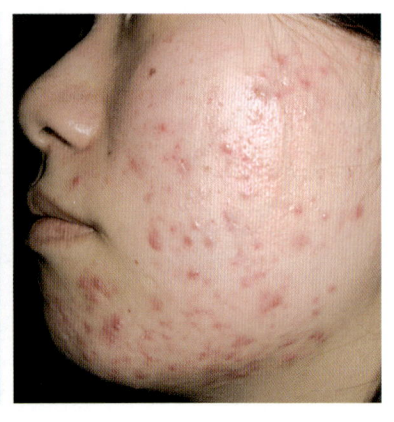

73-1 初診時の状態.

JCOPY 498-06372

漢方薬の内服などの治療を受けるも改善せず受診となる 73-1.
イトラコナゾール（2クール），トラニラスト内服，ケトコ
ナゾール外用を開始した．7週間後には著明に改善した 73-2.
その後は，トラニラスト内服，ケトコナゾール，クリンダマイ
シンリン酸エステルの外用で維持療法を10カ月間行い，さら
に改善した 73-3.

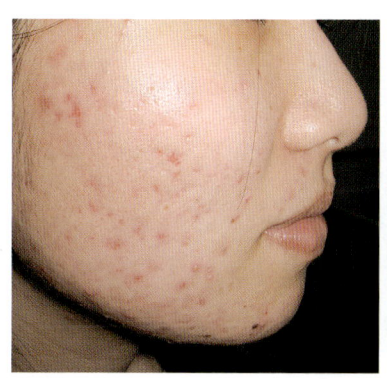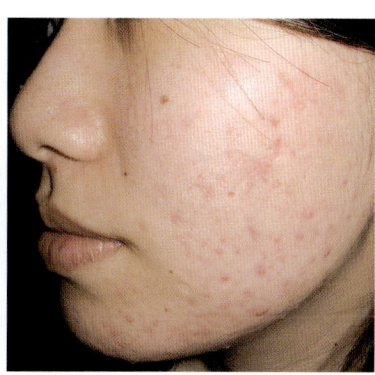

73-2 7週間後の状態．イトラコナゾール（2クール），トラニラスト内服，ケトコナゾール外
用を開始し著明に改善した．

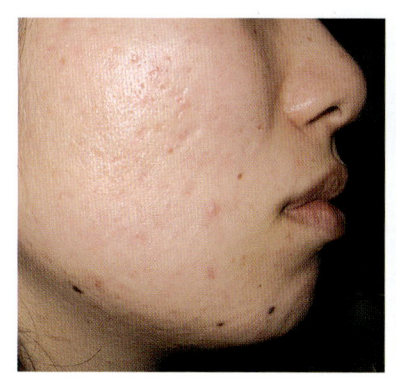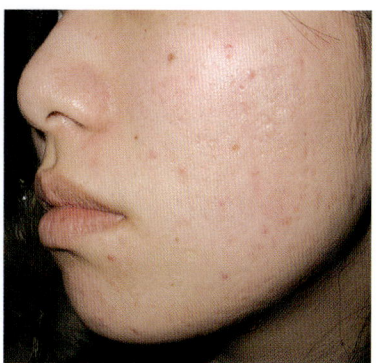

73-3 10カ月後の状態．トラニラスト内服，ケトコナゾール，クリンダマイシンリン酸エステ
ルの外用で維持療法を継続し，さらに改善した．

29 歳　女性

症例 74

初診：2012 年 6 月 29 日．半年前に発症し，前医にて十味敗毒湯，レボフロキサシンとドキシサイクリン内服，アダパレン外用の治療を受けるも改善せず受診となる 74-1．イトラコナゾール（3 クール），トラニラスト，排膿散及湯の内服を開始し，7 週間後には著明に改善した 74-2．その後，トラニラスト内服，ケトコナゾール，クリンダマイシンリン酸エステルの外用で維持療法を 9 カ月間行い，さらに改善した 74-3．

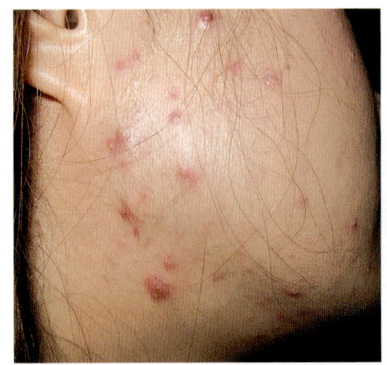
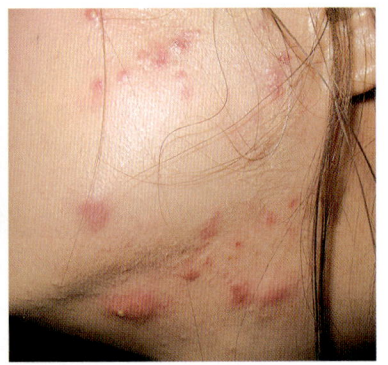

74-1 初診時の状態.

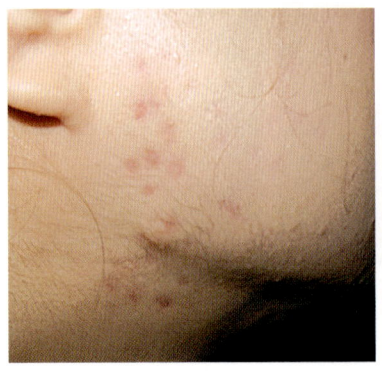
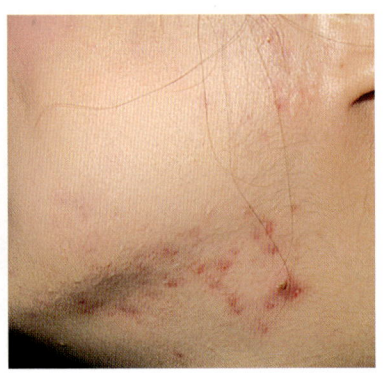

74-2 7 週間後の状態. イトラコナゾール（3 クール），トラニラスト，排膿散及湯の内服を開始し，著明に改善した.

JCOPY 498-06372

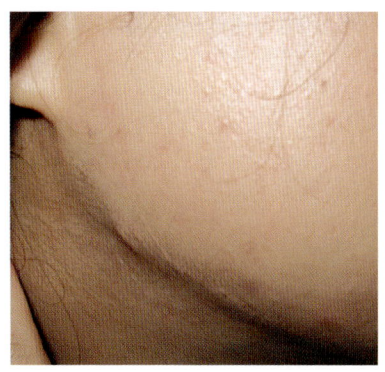
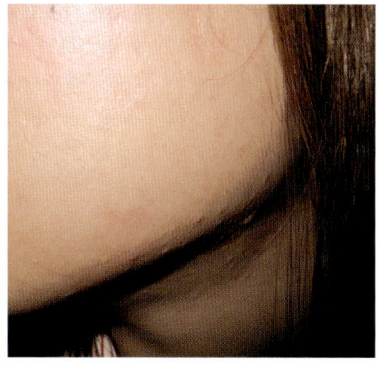

74-3 9カ月後の状態．トラニラスト内服，ケトコナゾール，クリンダマイシンリン酸エステルの外用で維持療法を行い，さらに改善した．

症例75

17歳　男性

初診：2012年10月10日．4年前から痤瘡が発生し，他院皮膚科を受診したが改善がみられないため受診となる 75-1．イトラコナゾール（2クール），トラニラスト内服を開始し改善した 75-2．その後，トラニラスト内服，ケトコナゾール外用による維持療法を3カ月間行い，著明に改善した 75-3．

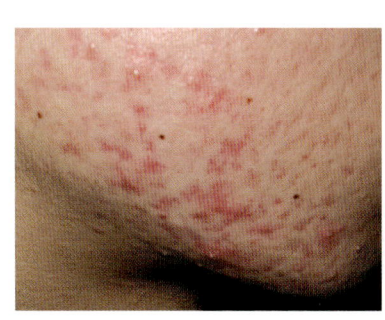
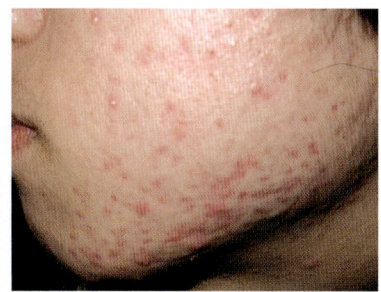

75-1 初診時の状態．

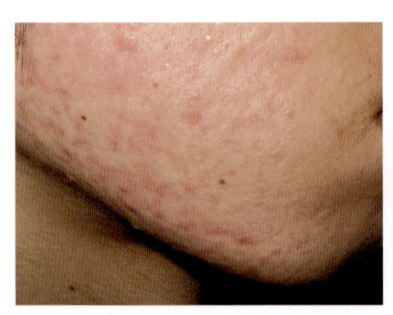
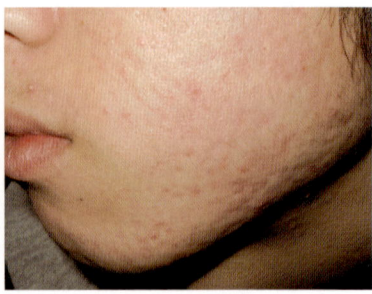

75-2 6週間後の状態. イトラコナゾール（2クール），トラニラスト内服を開始し改善した.

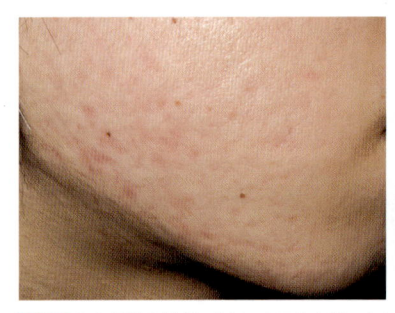
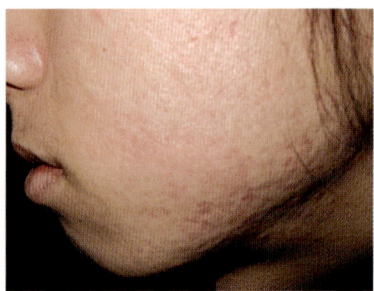

75-3 3カ月後の状態. トラニラスト内服，ケトコナゾール外用による維持療法を行い，著明に改善した.

症例 76

21歳　女性

初診: 2012年10月20日. 2カ月前から頬に痤瘡が発生し，市販薬で治療するも改善しないため受診となる 76-1 . イトラコナゾール（1クール），トラニラスト内服，クリンダマイシ

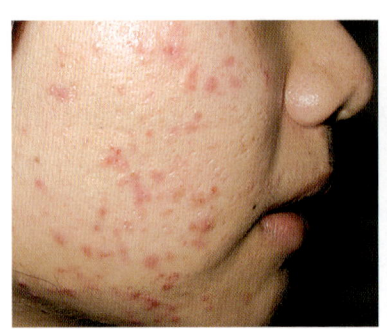
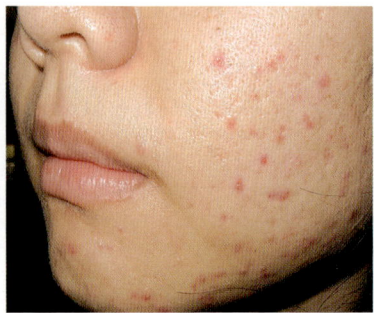

76-1 初診時の状態.

JCOPY 498-06372

ンリン酸エステル外用を開始し，18日後には著明に改善した 76-2 .

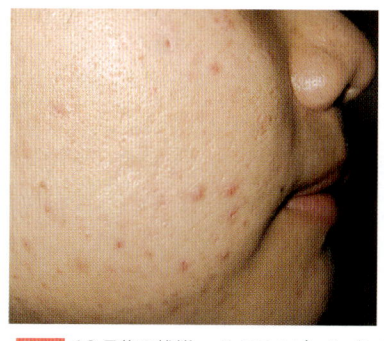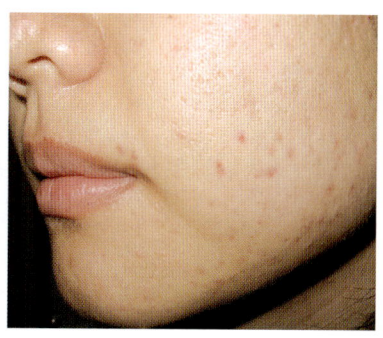

76-2 18日後の状態．イトラコナゾール（1クール），トラニラスト内服，クリンダマイシンリン酸エステル外用を開始し，著明に改善した．

症例 77

23歳　女性

初診：2012年12月14日．半年前から下顎に痤瘡が発生し，前医で抗生物質による治療を受けるも改善しないため受診となる 77-1 ．イトラコナゾール（3クール），トラニラスト，ケトコナゾール外用を開始し，8週間後には著明に改善した 77-2 ．

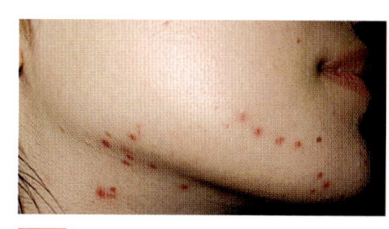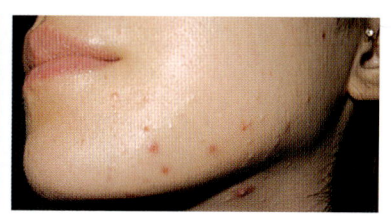

77-1 初診時の状態．

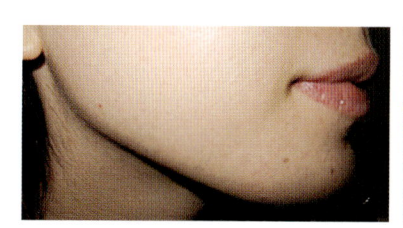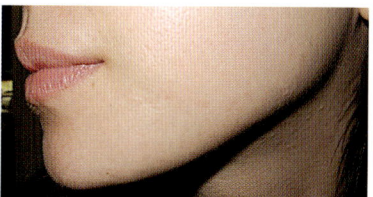

77-2 8週間後の状態．イトラコナゾール（3クール），トラニラスト，ケトコナゾール外用を開始し著明に改善した．

19 歳　男性

症例 78

　初診：2013 年 4 月 22 日．瘢痕を伴う痤瘡を認めた 78-1．イトラコナゾールとトラニラスト内服を開始した．少しずつ改善していたため再診されず，2 カ月後に再燃し，再診となる 78-2．イトラコナゾール（2 クール）とトラニラスト内服を再開し，4 カ月後には改善した 78-3．その後，トラニラスト内服，ケトコナゾール外用による維持療法を 8 カ月間行い，著明に改善した 78-4．

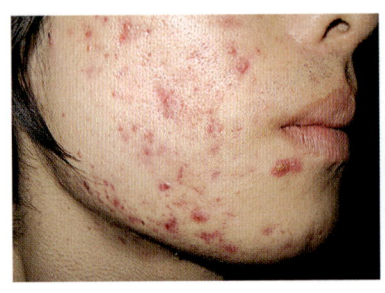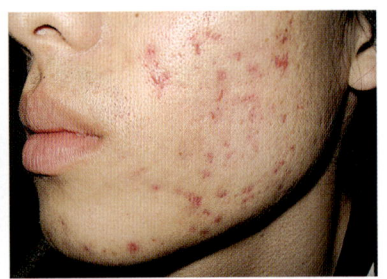

78-1 初診時の状態．

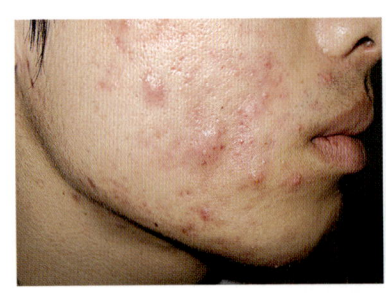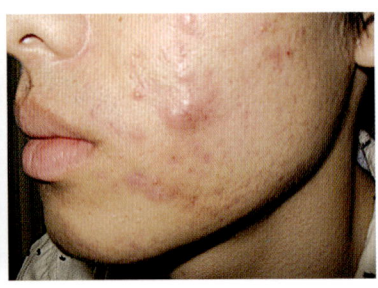

78-2 イトラコナゾールとトラニラスト内服を開始して，2 カ月後の状態．少しずつ改善していたためその間再診されず，2 カ月後に再燃し，再診となる．

JCOPY 498-06372

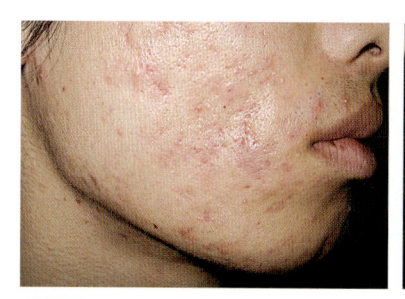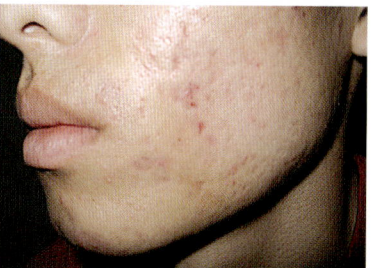

78-3 4 カ月後の状態. イトラコナゾール（2 クール）とトラニラスト内服を再開し改善した.

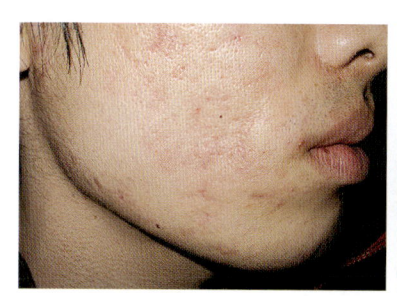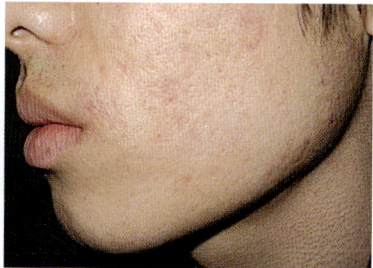

78-4 8 カ月後の状態. トラニラスト内服, ケトコナゾール外用による維持療法を行い, 著明に改善した.

21歳　男性

初診：2013年7月16日．躯幹，四肢に痒疹が発生し，前医でステロイド外用，抗ヒスタミン剤内服の治療を行っていた．2カ月前から痤瘡が発生し，種々の皮膚科にて抗生物質，アダパレン，ケトコナゾールなどで治療を受けるも改善しないので当院を受診となる 79-1．イトラコナゾール（3クール），トラニラスト内服を開始した．10週間後には，著明に改善した 79-2．その後，トラニラスト内服，ケトコナゾール外用で維持療法を5カ月間行い，さらに改善した 79-3．

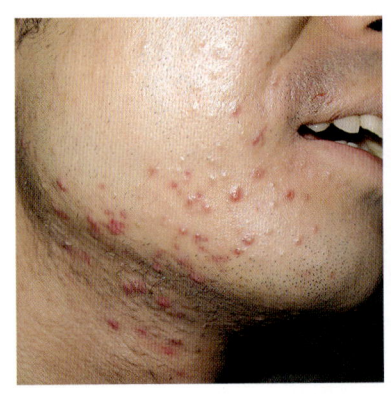
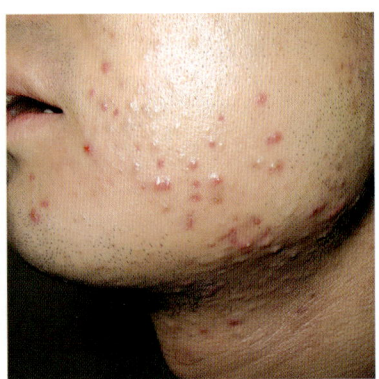

79-1 初診時の状態．

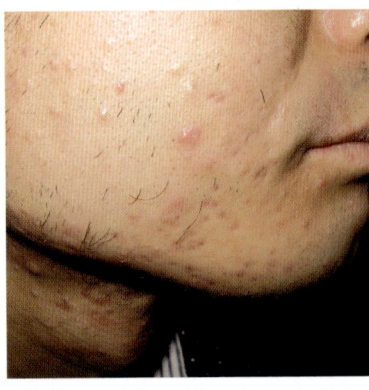
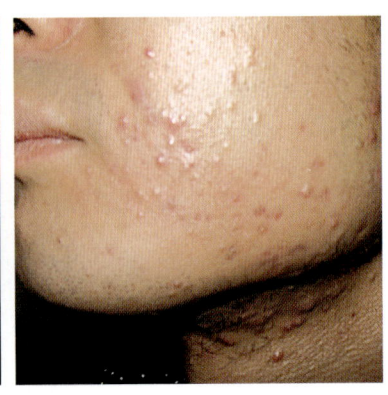

79-2 10週間後の状態．イトラコナゾール（3クール），トラニラスト内服を開始し，著明に改善した．

JCOPY 498-06372

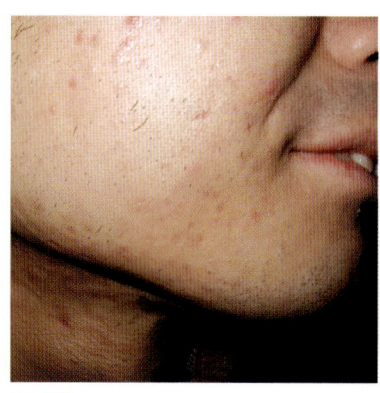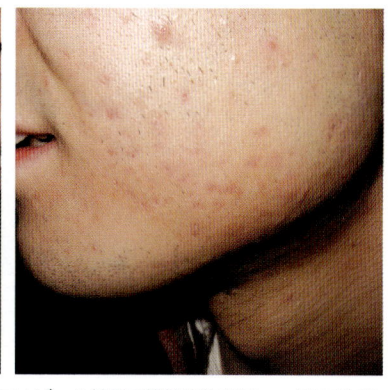

79-3 5カ月の状態．トラニラスト内服，ケトコナゾール外用で維持療法を行い，さらに改善した．

症例 80　19歳　女性

　　初診：2013年10月16日．顔面の痤瘡とアトピー性皮膚炎の治療のため受診となる．アトピー性皮膚炎に対してトラニラスト内服，タクロリムス軟膏を外用し，痤瘡に対してダラシンとケトコナゾール外用の併用療法で治療を開始した．1年後，痤瘡が外用療法で治らないため再診した**80-1**．イトラコナゾール（2クール）内服を開始し，著明に改善した**80-2**．

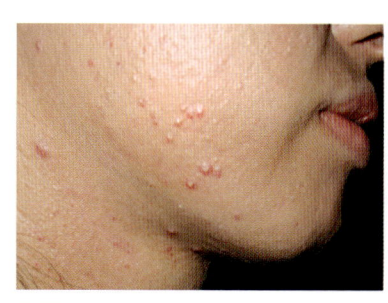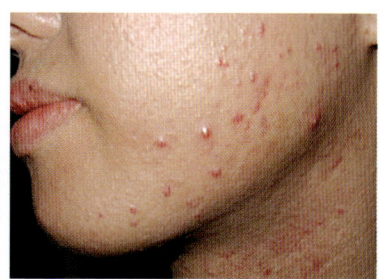

80-1 初診1年後の再診時の痤瘡の難治状態．

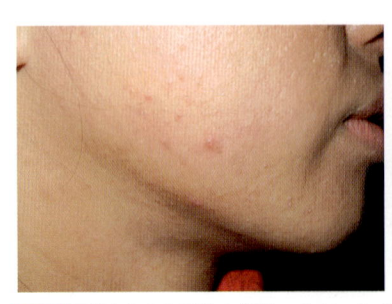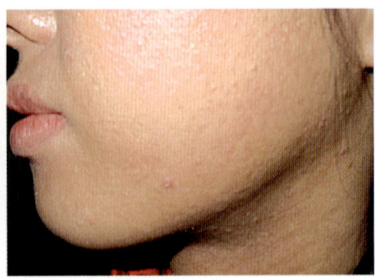

80-2 再診から 9 週間後の状態. イトラコナゾール（2 クール）内服を開始し，改善した.

症例 81

34 歳　女性

初診: 2013 年 11 月 22 日．前医皮膚科でナジフロキサシン外用，ロキシスロマイシン内服で治療するが改善せず，当院を受診となる **81-1**．イトラコナゾール（2 クール）内服，クリンダマイシンリン酸エステル外用を開始し，8 週間後には著明に改善した **81-2**．

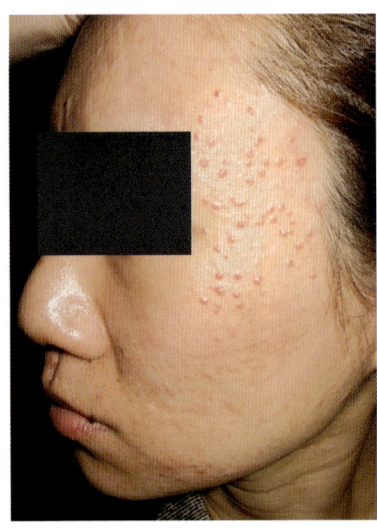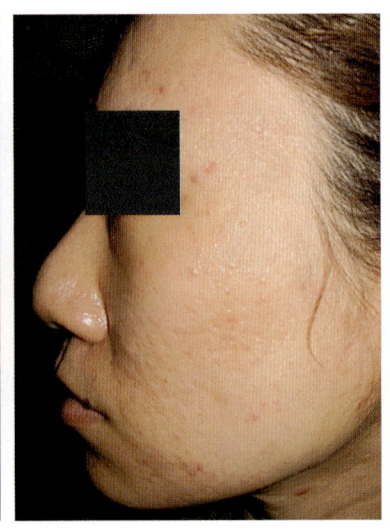

81-1 初診時の状態.

81-2 8 週間後の状態. イトラコナゾール（2 クール）内服，クリンダマイシンリン酸エステル外用を開始し，著明に改善した.

JCOPY 498-06372

症例 82

18歳 男性

初診：2013年12月3日．前医でベタメタゾン吉草酸エステル・ゲンタマイシン硫酸塩軟膏による治療を受けていたが，改善しないので受診となる 82-1．イトラコナゾール（1クール），トラニラスト内服を開始し，6週間後には著明に改善した 82-2．

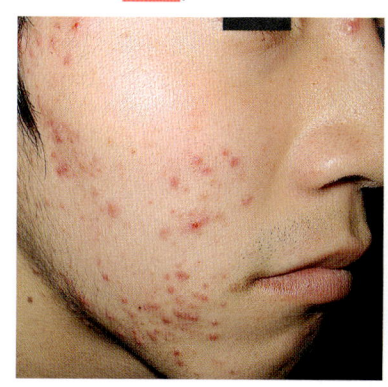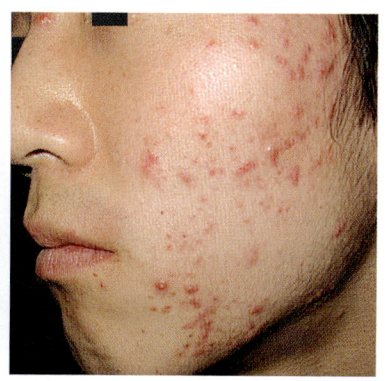

82-1 初診時の状態．

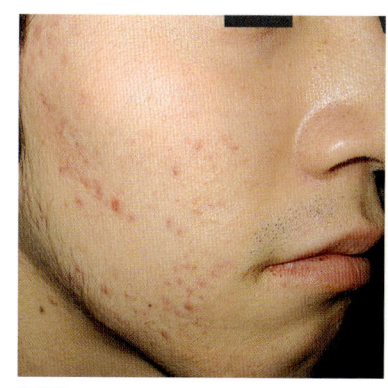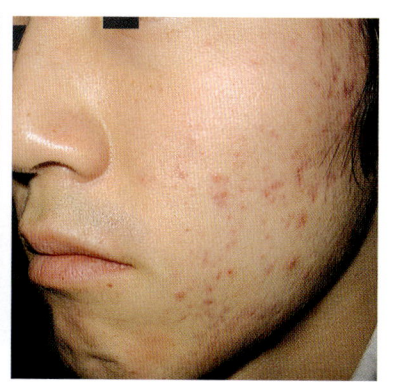

82-2 6週間後の状態．イトラコナゾール（1クール），トラニラスト内服を開始し，著明に改善した．

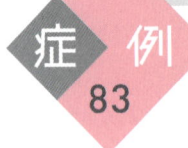

23 歳　女性

初診：2015 年 5 月 22 日．3 年前から発症し，前医で治療を受けるも改善せず受診となる 83-1．イトラコナゾール（1 クール），トラニラスト内服を開始し，8 週間後には著明に改善した 83-2．

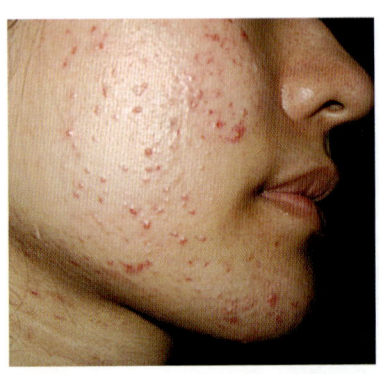
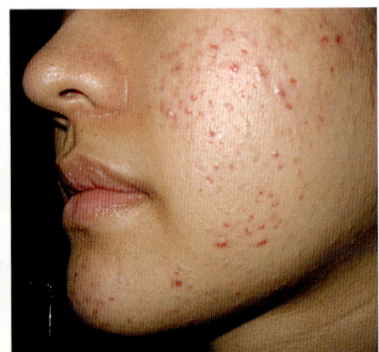

83-1 初診時の状態．

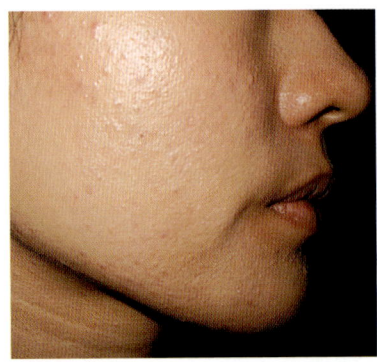
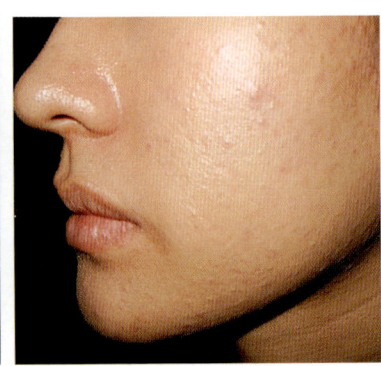

83-2 8 週間後の状態．イトラコナゾール（1 クール），トラニラスト内服を開始し，著明に改善した．

JCOPY 498-06372

症例 84

22 歳　女性

初診: 2015 年 6 月 9 日. アダパレン, 漢方薬などにより, 種々の皮膚科で治療するも改善せず受診となる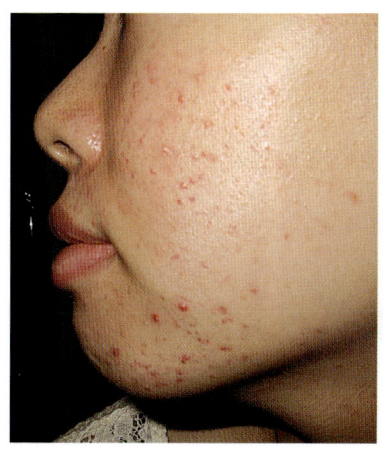. イトラコナゾール (2 クール), トラニラスト内服を開始し, 3 カ月後には著明に改善した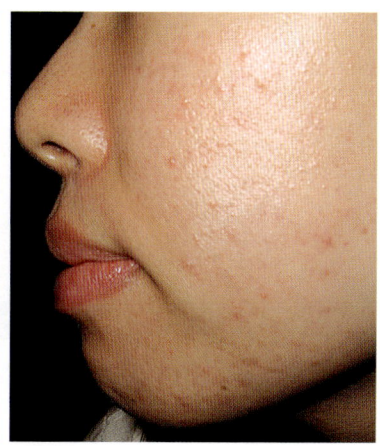.

84-1 初診時の状態.

84-2 3 カ月後の状態. イトラコナゾール (2 クール), トラニラスト内服を開始し, 改善した.

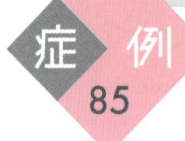

症例 85

17歳　男性

初診: 2015年7月31日. 他院皮膚科で治療するも, 改善しないため受診となる 85-1. イトラコナゾール (2クール), トラニラスト内服を開始し, 2カ月後には改善した 85-2.

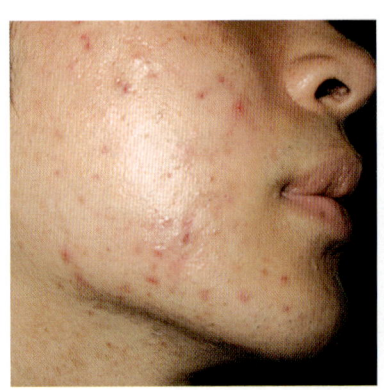
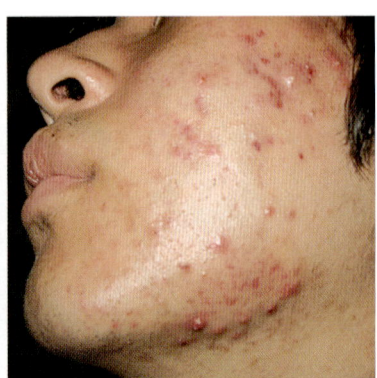

85-1 初診時の状態.

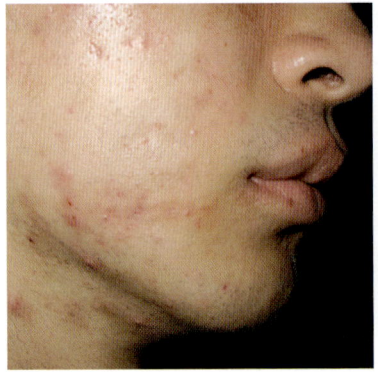
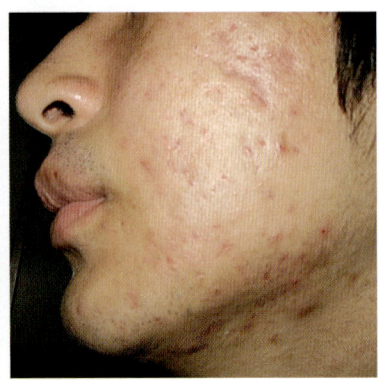

85-2 2カ月後の状態. イトラコナゾール (2クール), トラニラスト内服を開始し, 改善した.

JCOPY 498-06372

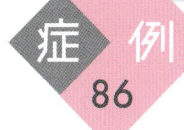

症例 86

37歳　男性

初診: 2015年8月21日. 痤瘡が頬に発生し受診となる 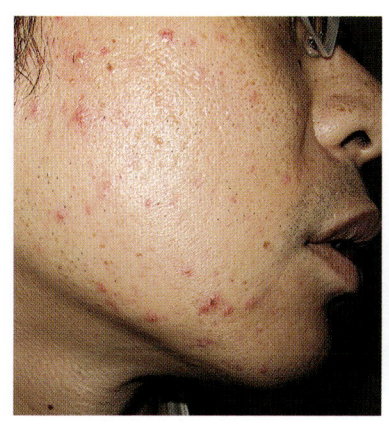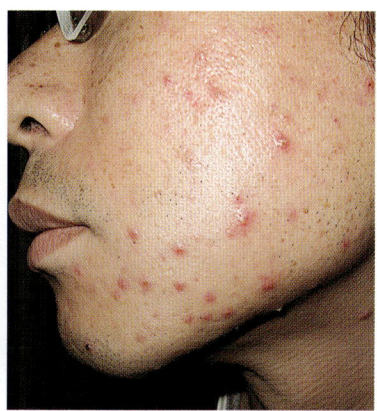　86-1. イトラコナゾール (2クール)，トラニラスト内服を開始し，6週間後には著明に改善した 86-2.

86-1 初診時の状態.

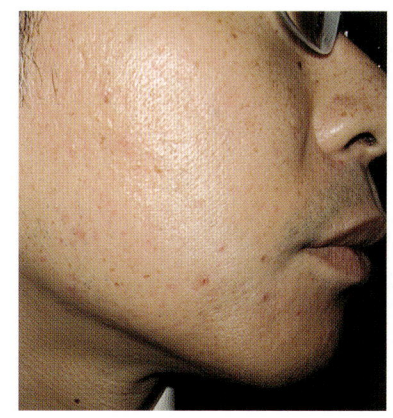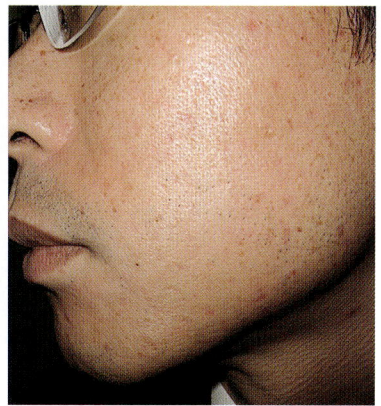

86-2 6週間後の状態. イトラコナゾール (2クール)，トラニラスト内服を開始し，著明に改善した.

症　例
87

28歳　女性

初診: 2015年10月9日. 半年前から前医にてケミカルピーリングなど, 種々の治療を受けるも改善せず受診となる 87-1. イトラコナゾール (2クール), トラニラスト内服を開始し, 5週間後には著明に改善した 87-2.

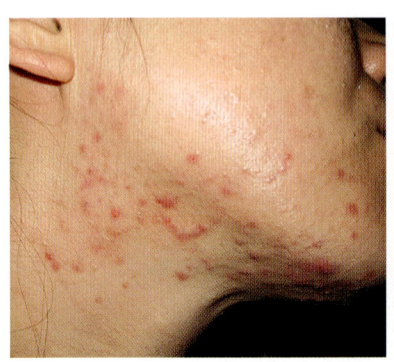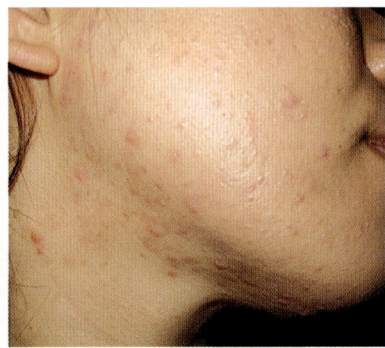

87-1 初診時の状態.

87-2 5週間後の状態. イトラコナゾール(2クール), トラニラスト内服を開始し著明に改善した.

JCOPY 498-06372

症例 88

30 歳　女性

初診: 2015 年 12 月 7 日. 5 カ月前から前医で内服および外用治療を行うも改善せず，知人の紹介で受診となる 88-1. イトラコナゾール（2 クール）を開始し，4 週間後には著明に改善した 88-2.

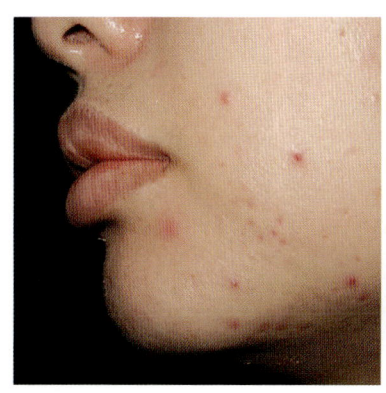 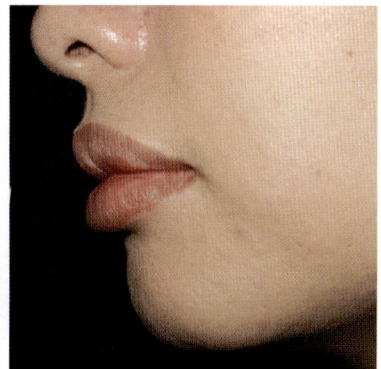

88-1 初診時の状態.

88-2 4 週間後の状態. イトラコナゾール（2 クール）を開始し，著明に改善した.

28 歳　女性

初診：2017 年 1 月 23 日．3 年前から発症し，前医で抗生物質や漢方薬の内服治療を行うも悪化したため受診となる 89-1．イトラコナゾール（2 クール），トラニラスト内服を開始し，10 週間後には著明に改善した 89-2．

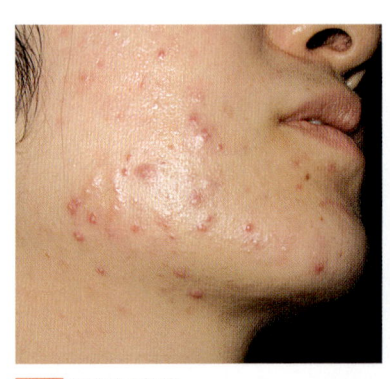

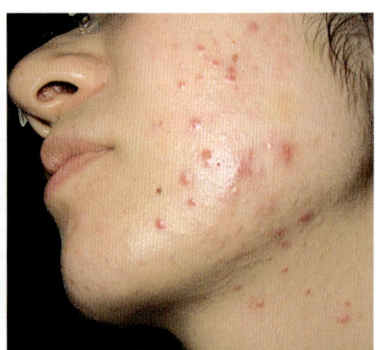

89-1 初診時の状態．

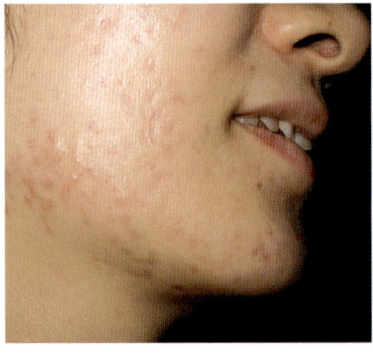

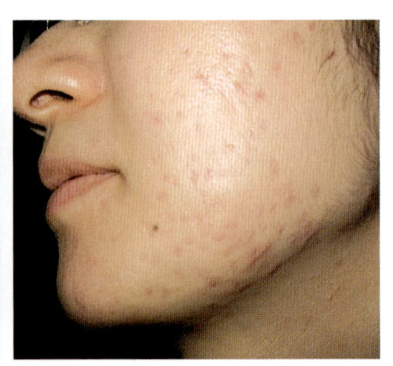

89-2 10 週間後の状態．イトラコナゾール（2 クール），トラニラスト内服を開始し，著明に改善した．

JCOPY 498-06372

症例 90

24歳　男性

初診:2017年3月28日. 2年前から悪化し, 前医でクリンダマイシンリン酸エステル, 過酸化ベンゾイルの外用を行うも改善せず, 受診となる 90-1 . イトラコナゾール (1クール), トラニラスト内服を開始し, 4週間後には著明に改善した 90-2 .

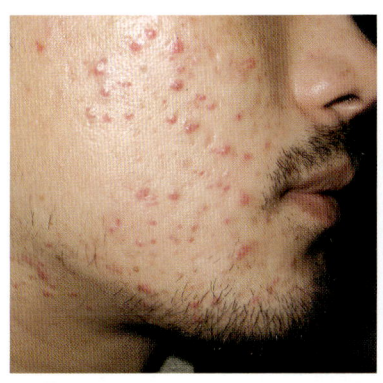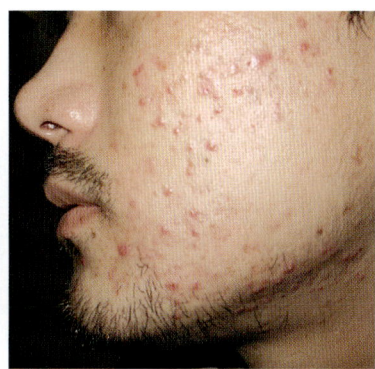

90-1 初診時の状態.

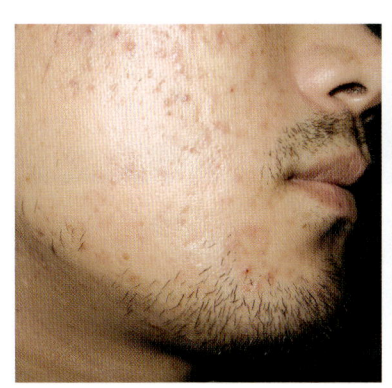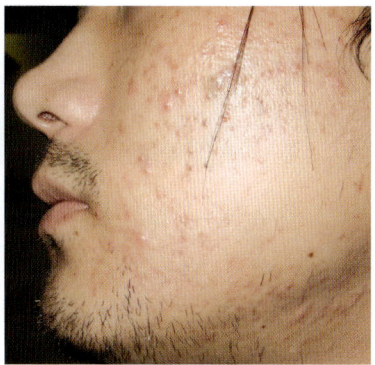

90-2 4週間後の状態. イトラコナゾール (1クール), トラニラスト内服を開始し, 著明に改善した.

症例 91

22歳 女性

初診：2013年7月5日．鼻，口囲に痤瘡が発生し，前医にてレボフロキサシン内服，ベタメタゾン吉草酸エステル・ゲンタマイシン硫酸塩軟膏による外用治療を受けた．悪化したため受診となる 91-1．イトラコナゾール（1クール），トラニラスト内服を開始した．2週間内服し，4週間後の再診時に治療効果は無効と判断した 91-2．イトラコナゾールからミノサイクリンの内服へ変更，クリンダマイシンリン酸エステル外用を開始し，3カ月後に改善した 91-3．

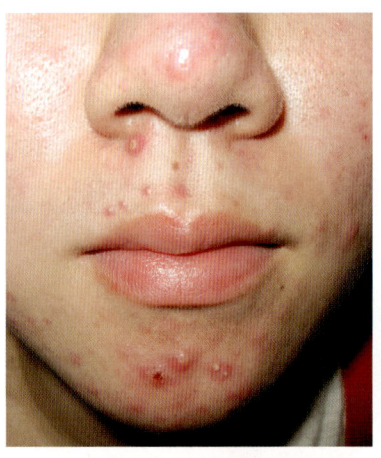
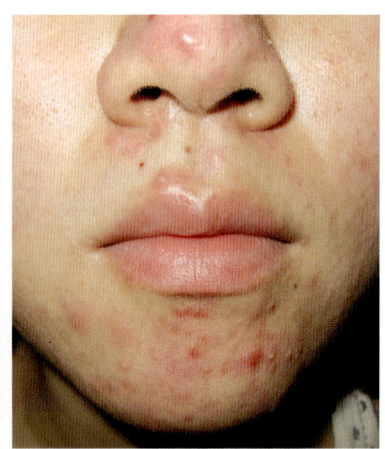
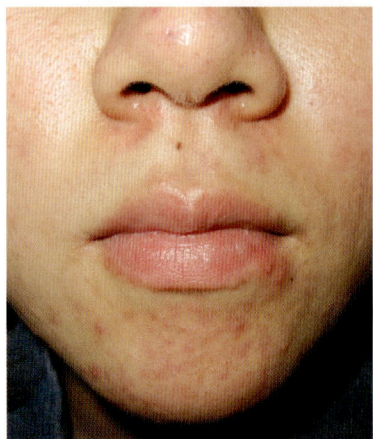

左上：91-1 初診時の状態．
右上：91-2 4週間後の状態．イトラコナゾール（1クール），トラニラスト内服を開始したが，改善がみられないため無効と判断し，イトラコナゾールからミノサイクリンの内服へ変更した．
左下：91-3 3カ月後の状態．ミノサイクリンの内服，クリンダマイシンリン酸エステル外用を開始し，改善した．

JCOPY 498-06372

2　顔面以外の痤瘡

　総論で解説したように，筆者の背部の痤瘡病変の調査では，アクネ菌とマラセチアを同時に検出し，アクネ菌だけでなく，マラセチアの関与が疑われる結果を得ている[3,4].　その後の診療で，背部，胸部の痤瘡の場合，抗生物質よりも抗真菌剤の方が有効で，8～9割は改善が望めることも経験した.　軽症の場合は外用で十分であるが，中等症以上の場合はイトラコナゾールを内服すると効果的である.　背部，胸部以外に，頸部（症例94）や上腕（症例95）の痤瘡も同様である.

　夏季に背部，胸部に発生する夏季痤瘡も原因が不明とされているが，イトラコナゾール内服が著効するので，その主原因はマラセチアと考えている.　温度上昇により，常在真菌のマラセチアが増殖して発症するものと考えられる.　また，マラセチアを増殖させる要因は，ステロイド剤の内服，外用である.　筆者は従来より，ステロイド痤瘡はマラセチア毛包炎と考えるべきであると指摘しており，現在はそう考えるのが妥当となりつつある.

　背部の痤瘡で受診する患者には，ナイロンタオルなどの皮膚へのダメージを引き起こすもので洗っていないかどうかを確認することが重要である.　筆者は，1988年から3年間に受診した88症例で調査したところ，88％の症例でナイロンタオルの使用が確認された.　現在では，その使用が肌に悪いことが広く認識され，以前よりも使用者が大幅に減っているが，未だに使用による悪化症例も診られるので注意が必要である 図1, 図2.　また，その後，18歳から20歳の143名の健常看護学生に対して，背部の痤瘡とナイロンタオルの使用の有無，菌学的調査を行うと，44名が背部に痤瘡の発症があり，発症者は，1名の既使用者を除く全例がナイロンタオル使用者であることが判明した.　発症者の半年後の確認では，使用を中止した27名に改善傾向がみられた.　ナイロンタオルを継続使用していたり，ナイロンタオルではないが，目の荒いタオルを使用している者は，症状の改善が見られなかったことから，ナイロンタオル使用が背部の痤瘡の悪化要因になっていることを検証している.

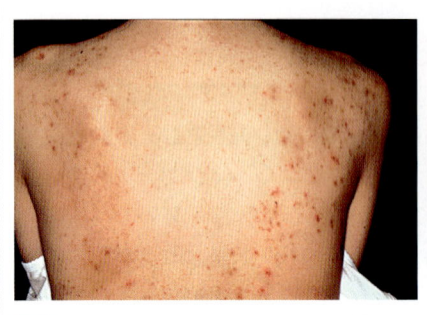 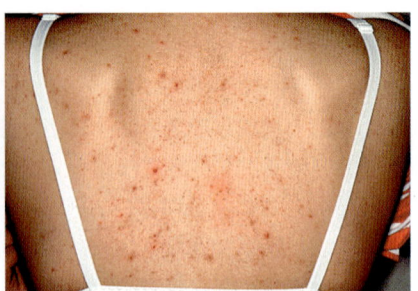

図1　27 歳女性．ナイロンタオル使用歴 10 年．ナイロンタオルで強く擦ることにより，背部の皮疹が軽快するものと錯覚して悪化した症例．

図2　ナイロンタオル常用女性の背部の痤瘡と色素沈着．

JCOPY 498-06372

症例 92

16 歳　男性

初診：2012 年 9 月 11 日．初診 3 カ月前の 6 月から胸に丘疹が発生し，他皮膚科を受診した．ジフルプレドナートクリーム，ゲンタマイシン硫酸塩軟膏の治療を行うも悪化してきたため当院受診となる．胸の V ゾーンに一致して丘疹の多発を認めた 92-1．マラセチア毛包炎にステロイド剤の外用を行い悪化した状態と判断した．イトラコナゾール内服 100mg 14 日の投与を行い，20 日後の再診時には劇的な改善がみられた 92-2．

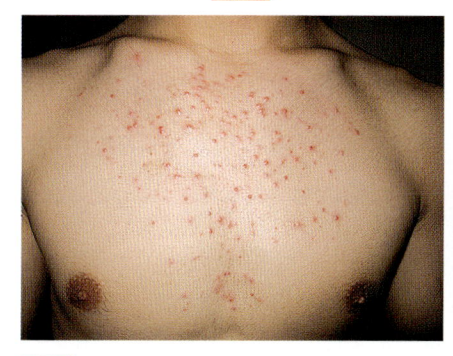
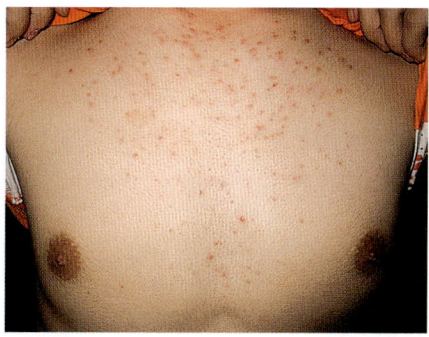

92-1 初診時の状態．胸の V ゾーンに一致して丘疹の多発を認めた．

92-2 イトラコナゾール内服 100mg 14 日の投与を行い，20 日後の再診時には劇的な改善がみられた．

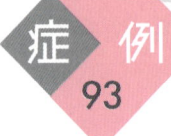

症例 93

22 歳　男性

　初診：2016 年 3 月 11 日．胸と肩に丘疹が発生し，前医皮膚科にてベタメタゾンジプロピオン酸エステル軟膏（II 群 very strong クラスのステロイド）を処方され治療していたが，悪化してきたため受診となる 93-1．マラセチア毛包炎にステロイド剤を外用して悪化した状態と判断し，イトラコナゾール内服 100mg 14 日の投与を開始した．15 日後の再診時に，皮疹が改善してきていたため，ケトコナゾールローションの外用に変更した．40 日後には，皮疹の 9 割ほどが治癒状態になった 93-2．残存する皮疹に対してケトコナゾールローションの外用を継続した．

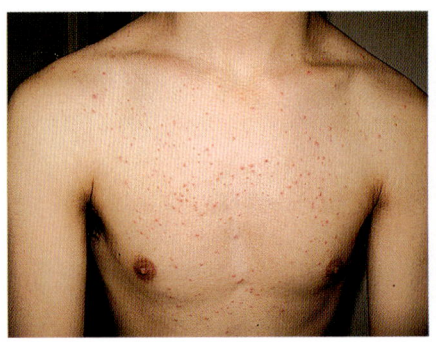

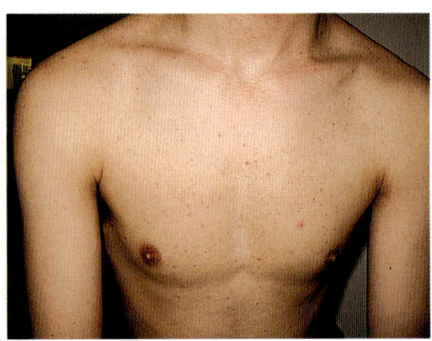

93-1 初診時の状態．胸に丘疹の多発を認めた．　93-2 40 日後の改善状態．

JCOPY 498-06372

症例 94

23歳　女性

初診：2016年6月7日．3週間前に湿疹が発生し，前医皮膚科を受診した．クロベタゾールプロピオン酸エステル軟膏を処方されるが改善せず悪化した．同皮膚科を再診し，ナジフロキサシン軟膏が処方されるも改善せず，知人の勧めで当院受診となる．右顎の側面から側頸部にかけて丘疹の集簇がみられた 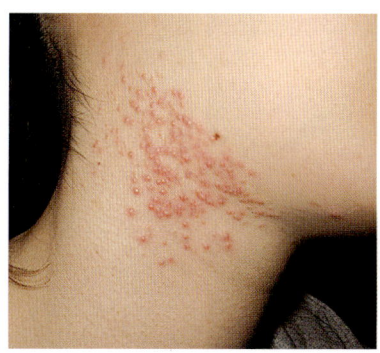94-1．最強のステロイド外用剤の使用により発生したマラセチア毛包炎と判断して，イトラコナゾール内服100mg 14日の投与を開始した．38日後の再診時に皮疹の改善がみられたため，ケトコナゾールローションの外用に変更した 94-2．その後，再診はなかったが，2年後に陥入爪で受診された時に治癒を確認した 94-3．

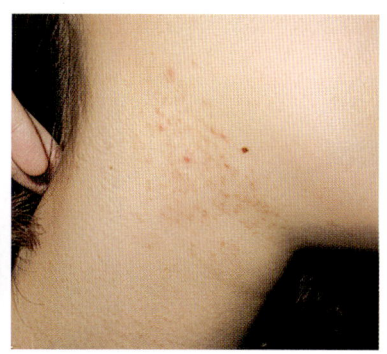

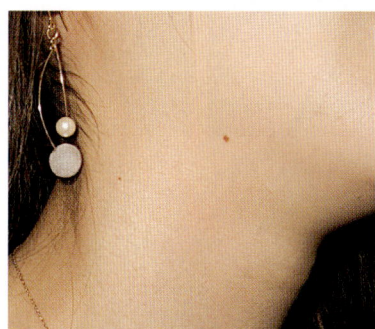

左上：94-1 初診時の状態．右顎の側面から側頸部にかけて丘疹の集簇がみられた．
右上：94-2 治療開始38日後の改善状態．
左下：94-3 2年後に治癒を確認した．

25 歳 男性

初診：2016 年 9 月 16 日．1 年前から左上腕に丘疹が発生し，3 軒の皮膚科を受診するも改善がみられず当院受診となった．上腕に丘疹と色素斑の多発がみられた 95-1．前医では，クロベタゾールプロピオン酸エステル軟膏の外用を行っていた．当初よりマラセチア毛包炎であったのか，最強のステロイド外用剤の使用によりマラセチア毛包炎が併発したかは不明であった．マラセチア毛包炎と瘢痕，痤疹が混在した状態と考え，イトラコナゾール，トラニラスト，プランルカスト内服を開始した．治療 1 カ月半後には，色素沈着を残して治癒状態となった 95-2．

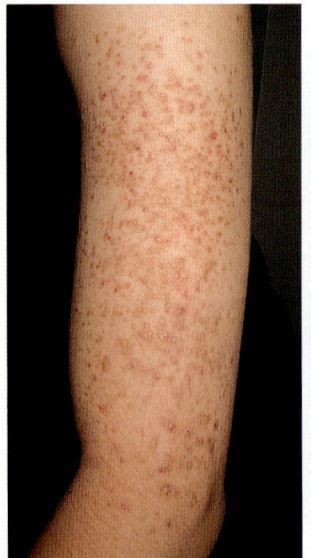 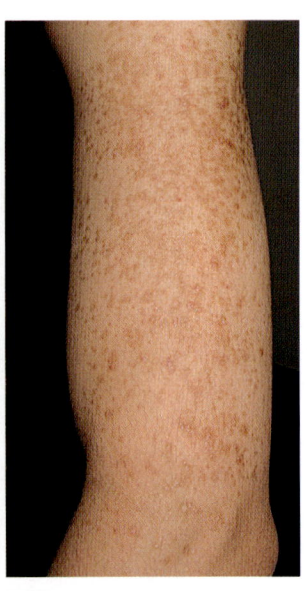

95-1 初診時の状態．上腕に丘疹と色素斑の多発がみられた．

95-2 治療 1 カ月半後には，色素沈着を残して治癒状態となった．

3　新生児痤瘡

　本疾患は，生後2週前後の新生児の顔面に発生する丘疹で，健常児の約20%に生じる．総論で触れたように，1996年，Rapelanoroら[1]は，新生児痤瘡様の皮疹に直接鏡検でマラセチアの胞子を確認し，ケトコナゾールが著効したことを根拠に，neonatal *Malassezia furfur* pustulosis という疾患を提唱した．面皰がなく膿疱を呈するという点で，新生児痤瘡と鑑別した．しかし，この論文が記載されて20年以上の筆者の治療経験では，両疾患の鑑別が困難なことと，ケトコナゾールの外用を1〜2週間行うと全例で劇的な改善がみられることから，多少の皮疹の違いがあっても原因はマラセチアと考えて間違いないようである[2〜4]．2〜3カ月で自然消退する疾患のため，積極的に治療の必要性がないように考えられているが，症例97の様な重症例も存在し，症例98の様に同じマラセチアが関与する脂漏性皮膚炎の合併症例や，症例1の様に，乳児湿疹との合併もある．これらに対して抗真菌剤の外用が著効し，症例97の様に，ステロイド全身投与で悪化をきたす事例を鑑みると，脂漏性皮膚炎や乳児湿疹も安易なステロイドの使用を控え，抗真菌剤の外用による積極的な治療が重要と考える．このことは，その後のアトピー性皮膚炎の発症，悪化を減らす効果があるものと考えている．

1) Rapelanoro R, et al. Neonatal Malassezia furfur pustulosis. Arch Dermatol. 1996; 132: 190-3.
2) 河合修三. ニキビ up date, 類症 (acne like eruption) と鑑別疾患. Monthly book derma. 2001; 49: 26-33.
3) 河合修三. 癜風・マラセッチア毛包炎. Monthly book derma. 2002; 61: 20-7.

症例 96

新生児

初診：2003 年 1 月 27 日．前額，頬部に，小膿疱が多発し初診となる 96-1．ケトコナゾールクリーム外用を開始し，8 日後の再診では治癒状態となる 96-2．

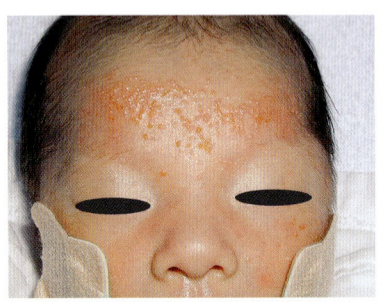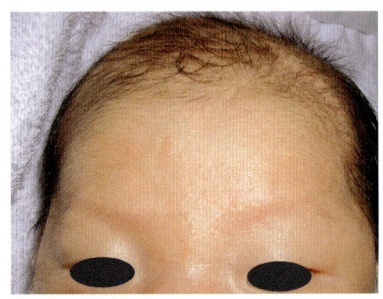

96-1 初診時の状態．前額，頬部に，小膿疱が多発していた．

96-2 ケトコナゾールクリーム外用により，8 日後には治癒状態となる．

症例 97

新生児

初診：2004 年 7 月 9 日．大学病院心臓血管外科入院中，顔面に丘疹が発生し，院内皮膚科を受診となったが，改善せず悪化してきたため，心臓血管外科の主治医はポビドンヨード消毒を行っていた 97-1．心臓血管外科での術後，人工心肺を使用した手術に関して使用したステロイドにより，皮疹はさらに悪化した 97-2．小生の教え子で，当該大学に勤務する皮膚・排泄ケアナースからメールで相談を受ける．症状から，マラセチアが原因である新生児座瘡で，ステロイドの使用によりマラセチアが増殖し悪化したと判断した．直ちにケトコナゾールの外用を開始することと，原因菌の検査は真菌培地にオリーブ油をかけて行うようにアドバイスし，外用開始から 3 日で多発していた膿疱が消退した 97-3．外用 7 日後には，軽度の鱗屑を残し治癒状態となった 97-4．症例は少ないがマラセチア血症になると，生命が危険な状態に至ることもあるので適切な診断

JCOPY 498-06372

が重要である．オリーブ油をかけた真菌培地から，マラセチアの検出もされた．

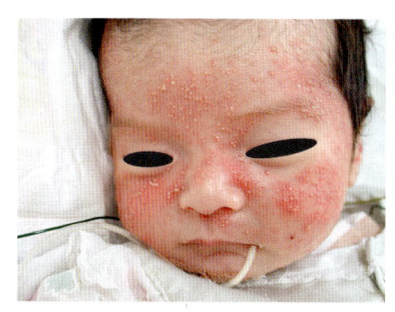

97-1 皮疹発生時の状態．

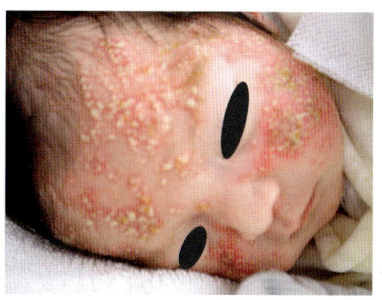

97-2 心臓血管外科での術後，人工心肺を使用した手術に関して使用したステロイドにより，皮疹はさらに悪化した．

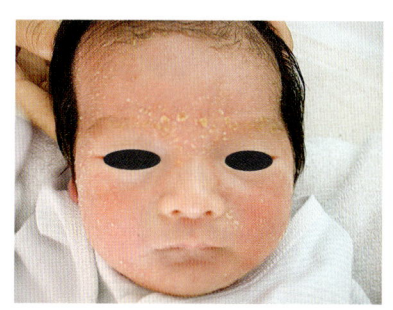

97-3 ケトコナゾールの外用開始から 3 日で，多発していた膿疱が消退した．

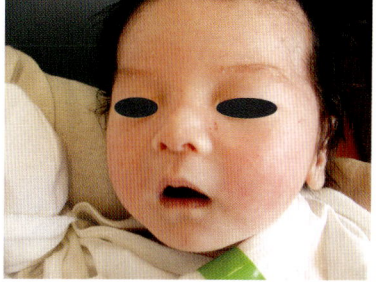

97-4 ケトコナゾール外用 7 日後には，軽度の鱗屑を残し治癒した．

症例 98

生後1カ月　女児

　初診：2019年2月4日. 8日前から，眉間から前額，頬，顎に小丘疹の多発があり受診となる. 新生児痤瘡と考えられる小丘疹以外に，乳児湿疹もみられた 98-1 . ケトコナゾールクリームの外用を開始したところ，8日後の再診時には両皮疹とも軽減がみられた 98-2 .

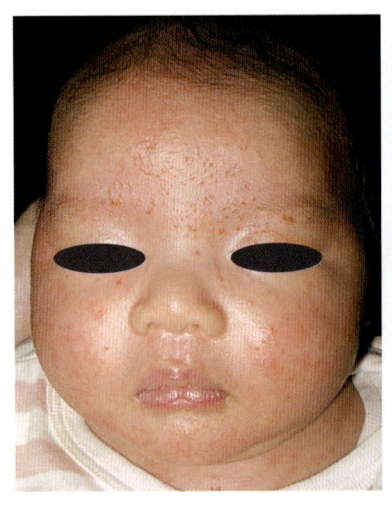
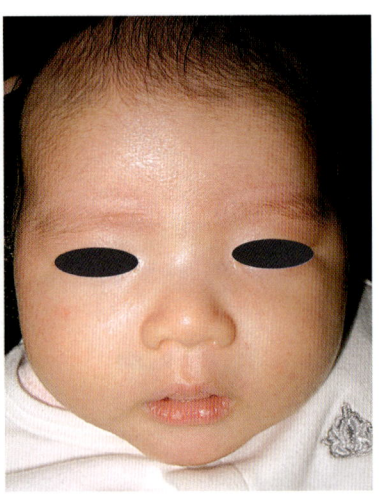

98-1 眉間から前額，頬，顎に新生児痤瘡と考えられる小丘疹の多発と，一部に乳児湿疹もみられた.

98-2 ケトコナゾールクリームの外用を開始したところ，8日後の再診時には両皮疹とも軽減がみられた.

JCOPY 498-06372

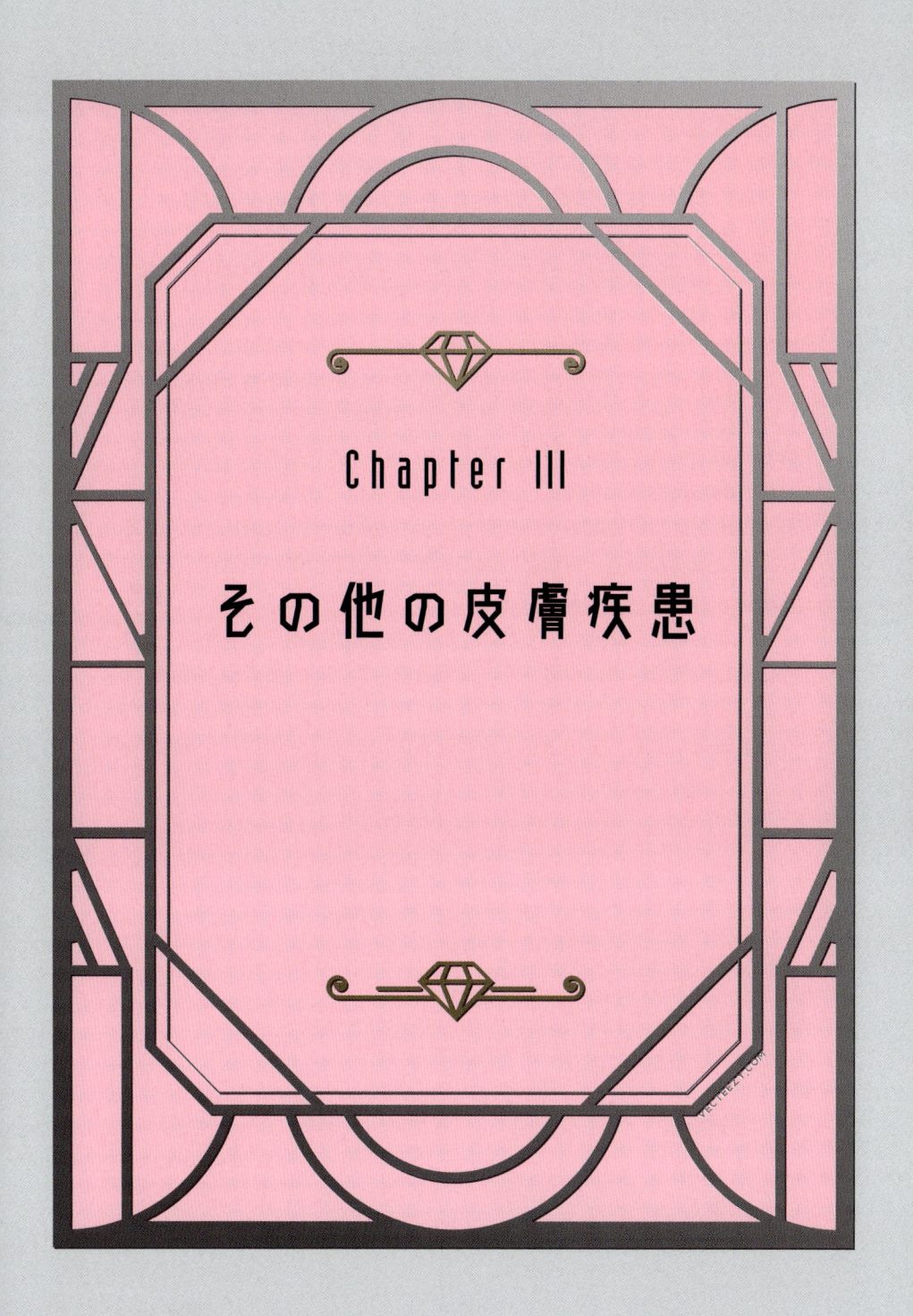

Chapter III

その他の皮膚疾患

1　足白癬と関連疾患

　皮膚に生じる疾患の中で，「水虫」を主訴に来院する患者は多い．しかし，本来の足白癬の症状ではなく，二次的な症状が加わった症例もある．この状態を筆者はどのように判断し，治療を行っているかを解説する．

　通常の白癬の症状であれば，抗真菌剤による治療でよい．しかし，元々，白癬が存在した後に，湿疹が併発している症例が多々ある．アトピー性皮膚炎や多くの湿疹が皮膚のバリア損傷を原因とするように，白癬も角層で菌糸が増殖しバリア損傷が引き起こされた状態である．そのため外的物質の侵入を招き，湿疹反応が引き起こされやすい 図1．また，多くの患者は，足白癬の状態を良くしようと思い，入浴時に念入りに洗い過ぎる傾向がある．白癬菌により角層のバリア損傷が引き起こされた状態で，さらにバリア損傷を引き起こす行為が大きな悪化要因である．そのことを患者に認識してもらい，白癬菌は抗真菌剤で取り除き，入浴時に優しく洗うように指導する．損傷された角層は，基底層で細胞分裂を繰り返し，分裂した細胞により外へと押し出され，角層細胞が積み重なって修復が進む．洗い過ぎて角層を剥がし続けていれば，正常な角層

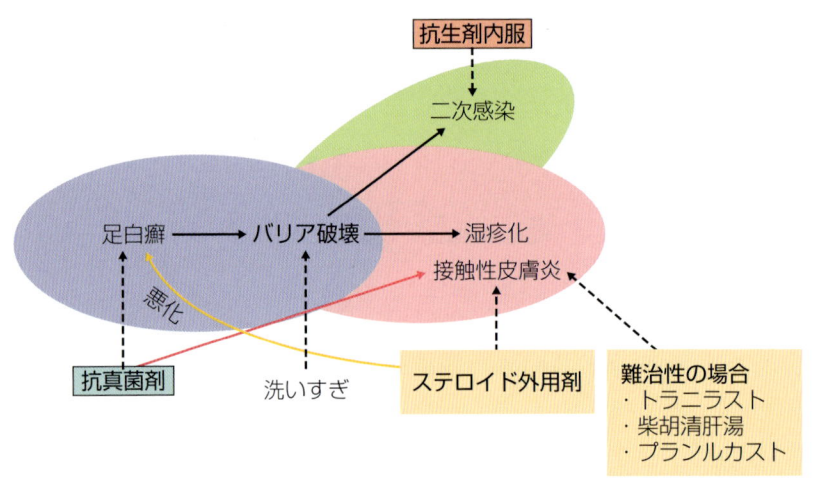

図1 足白癬と二次的な反応に対する対処法

の再生が遅く，治りにくいことは自明である.

　また，使用していた抗真菌剤の外用中に接触性皮膚炎を併発する場合もある. 二次的に湿疹化したり，接触性皮膚炎を併発した場合は，まず，その反応をステロイド外用剤で改善させることが重要である図2. ほとんどの症例はステロイド外用剤で軽減できるが，図3 のような難治性の場合は，本書で紹介したトラニラスト，柴胡清肝湯（必要に応じてプランルカスト内服を追加）を併用して内服すると改善が容易である. これらの二次的に湿疹化した状態においては，本来の白癬は減少し，白癬の治療をしなくても症状が消失することが多い. しかし，ステロイド外用の継続中に白癬菌が増殖する場合もあるので，その際は抗真菌剤の外用が必要となる.

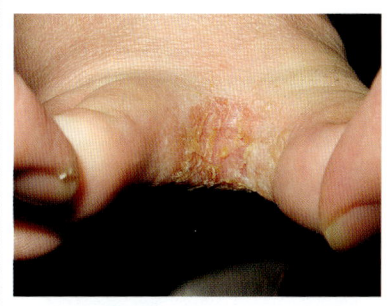 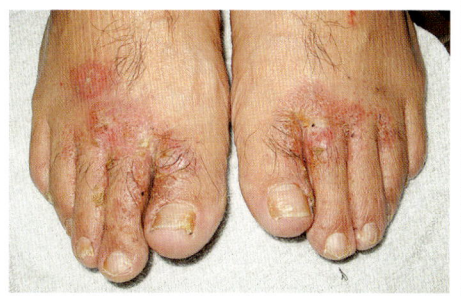

図2 抗真菌剤の単独治療が無効の症例

図3 元々，爪白癬，足白癬があり，二次的に湿疹化した状態

　バリア破壊のもう一つの弊害は，細菌感染である. 趾間から細菌感染し，足背にかけて発赤腫脹が発生し蜂窩織炎になることが多い. この場合は，抗生物質の全身投与が必要である. 経験上，セフェム系の抗生物質は静菌的に作用するが効果が弱く，症例108のようにファロペネムナトリウムの内服を行うとよい. ファロペネムナトリウムはペネム系で，殺菌的かつグラム陰性桿菌にも有効な内服薬である. 従来，抗生物質の内服で難治性であった Toe web infection もファロペネムナトリウムの内服で対応できる（症例109）.

　趾間型や水疱型の局所性の足白癬は，抗真菌剤の外用でよいが，足底全体が罹患した難治性角化型足白癬の場合は，抗真菌剤の内服を行わな

いと治療が困難である．その他，足底，手掌の白癬が，足背，手背に拡大してきた場合，環状を呈することがほとんどである．手の白癬は水疱型ではなく角化型で，利き手ではない手に多い傾向がある図4．足白癬にステロイド外用剤の使用を継続して，足背に環状の白癬の発生を経験することがある．症例 100 は前医で尋常性乾癬と診断され，

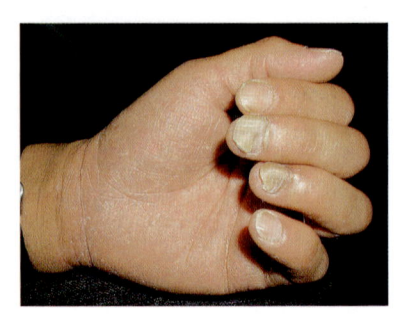

図4 手の白癬は水疱型ではなく角化型で，利き手ではない手に多い傾向がある．

ステロイド外用を行っていて，環状の皮疹が 10 年かけて足背から下腿まで拡大した症例である．

　日常外来において，前医で白癬菌を調べてもらったが菌はいないと言われて受診される足白癬の患者は多いが，鏡検で菌を確認できることはよくある．この要因は 2 つ考えられる．前医で白癬は陰性と判断され，ステロイド外用剤による治療が行われていた場合，最初は白癬菌が少なく確認が困難であっても，ステロイド外用剤の使用により白癬菌が増殖，鏡検が容易になるからである．2 つ目は，白癬菌を検出しやすい角層の鏡検を行っているかどうかである．研修医の時に，白癬は水疱の部分の角層を調べると見つかりやすいと教えて頂いたが，新しい病変からの鏡検が重要で，古くなり大きく剥離した鱗屑などからは検出が難しい図5．水疱や水疱が痂皮化した部分，足背であれば，環状の部分の角層を調べることが重要である．

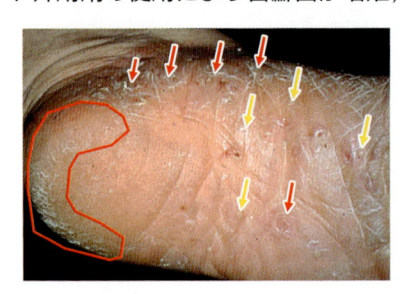

図5 白癬の鏡検を行う場合，黄色矢印の部分のように，水疱部分や小さい鱗屑の部分を鏡検すると検出できるが，赤色矢印の部分のように，角層が大きく剥離した古い部分や，赤線で囲った踵の過角化の部分は検出が困難である．

JCOPY 498-06372

71歳　女性

症例 99

初診：2018年9月29日．足底に皮疹が発生し，前医皮膚科で1年間治療するも改善せず，耳鼻科医の勧めで受診となる．受診前は，尿素軟膏，ビタミンD₃軟膏の外用，四物湯の内服を行っていた．両足底にびらんを混じた皮膚炎がみられた 99-1．右1趾には，爪白癬の混濁を認めた 99-2．足白癬に湿疹反応が加わった状態と判断し，イトラコナゾール，トラニラスト，柴胡清肝湯，プランルカスト内服とジフルプレドナート軟膏の外用を開始した．2週間後の再診時には，顕著な改善がみられた 99-3．治療の継続により，4カ月後には治癒状態に改善した 99-4，表1．

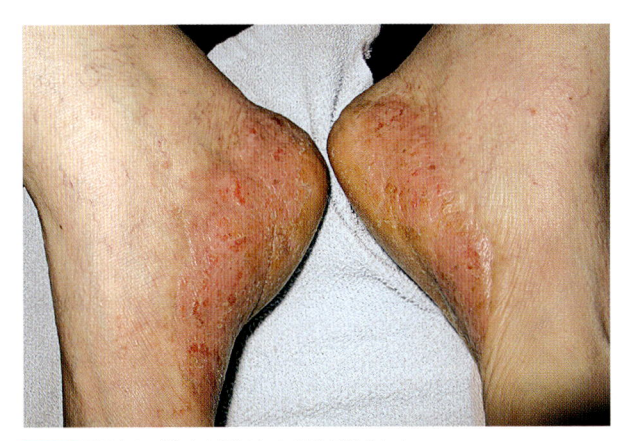

99-1 両足底にびらんを混じた皮膚炎がみられた．

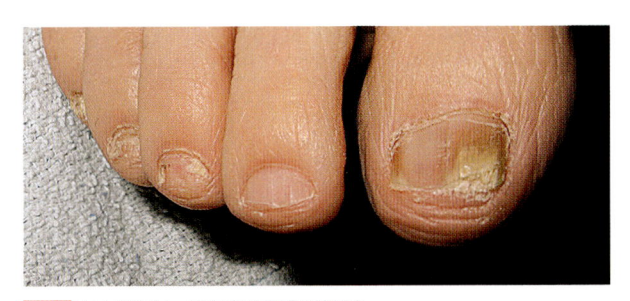

99-2 右1趾には，爪白癬の混濁を認めた．

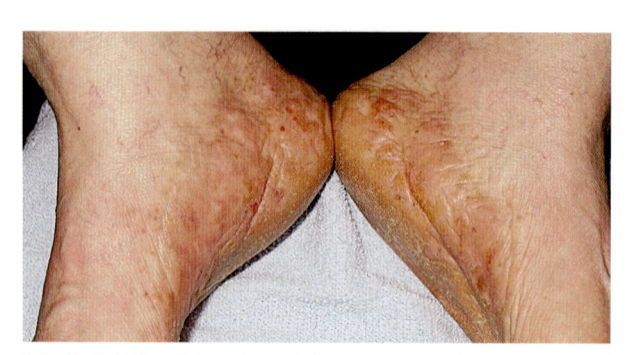

99-3 2 週間後の状態．イトラコナゾール，トラニラスト，柴胡清肝湯，プランルカスト内服とジフルプレドナート軟膏の外用を開始し，顕著な改善がみられた．

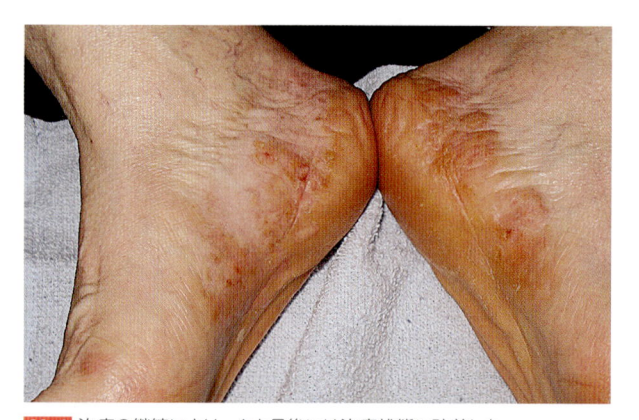

99-4 治療の継続により，4 カ月後には治癒状態に改善した．

表1　治療薬の投与表

薬剤名	剤形	10月	11月	12月	1月	2月	3月
トラニラスト（100mg）	3Cap	★ - - -					
トラニラスト（100mg）	2Cap		★ - ★ - - - - - - ★ - - - - - - ★ - - - - - -				
ツムラ柴胡清肝湯エキス	7.5g	★ - - -					
ツムラ柴胡清肝湯エキス	5g		★ - ★ - - - - - - ★ - - - - - - ★ - - - - - - ★ - - - - - -				
プランルカストカプセル	4カプ	★ - - ★ - -					
ジフルプレドナート軟膏	15g	★　　★　★		★	★	★	
イトラコナゾール（50mg）	2Cap	★ - - -　★ - - -		★ - - -			
ラノコナゾールクリーム	20g				★	★	

＊：投与日，- - -：投与期間

症例 100

40歳　男性

初診：2012年12月4日．10年前，前医皮膚科にて尋常性乾癬と診断され，ステロイド外用剤の治療を継続していたが，改善しないので受診となる．両下腿から足背にかけて，鱗屑を伴う紅斑を認めた 100-1 ．両下腿の紅斑は， 100-2 ， 100-3 ．の矢印のように辺縁が環状を呈しており，両1趾に爪白癬の混濁がみられた．鏡検にて，下腿にある環状の皮疹の鱗屑から菌糸を確認し，診断を確定した．白癬の反応以外に皮膚炎の反応が強いので，イトラコナゾール内服に加え，トラニラスト，柴胡清肝湯の内服を併用し，外用はヘパリン類似物質のみを開始した．3カ月後には治癒に至った 100-4 ．

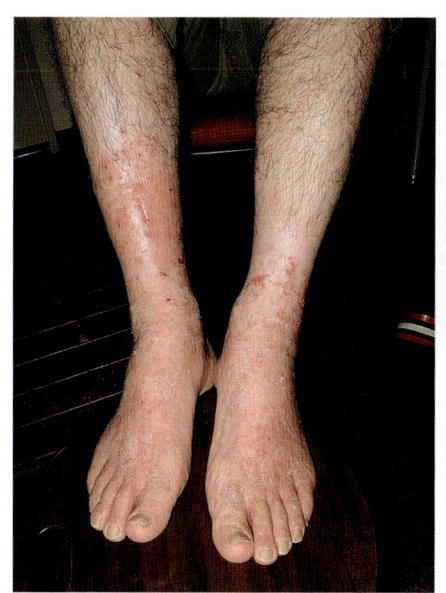

100-1 初診時の状態．両下腿から足背にかけて，鱗屑を伴う紅斑を認めた．

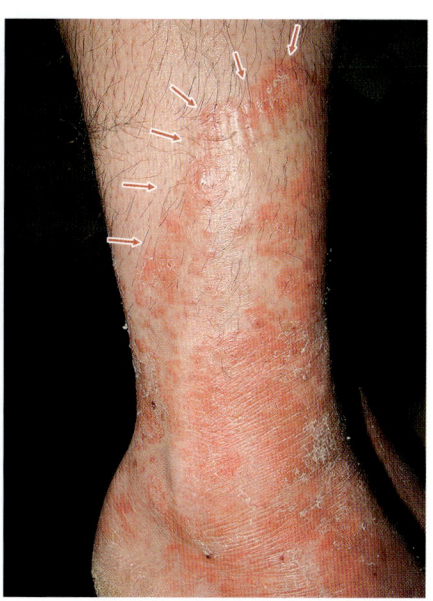

100-2 左下腿の辺縁が環状の皮疹．

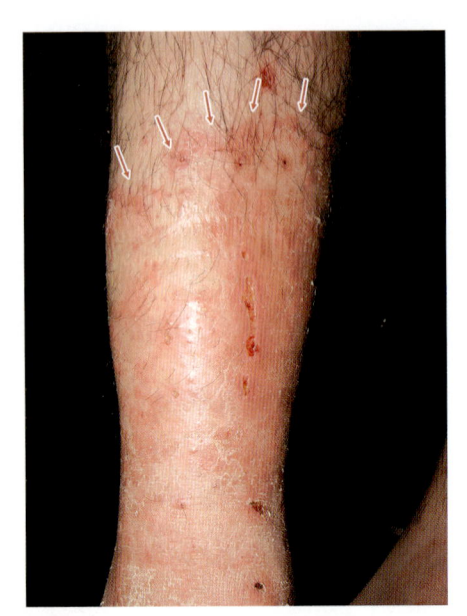

100-3 右下腿の辺縁が環状の皮疹.

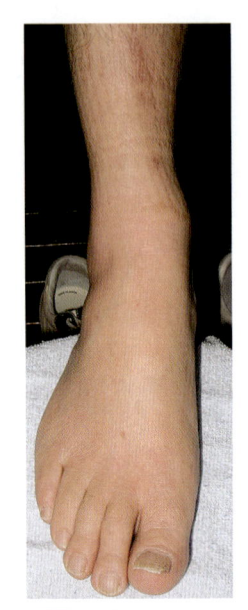

100-4 3カ月後の治癒状態.

JCOPY 498-06372

70 歳　男性

症例 101

初診: 2012 年 9 月 10 日．以前から四肢に湿疹があり，当院でジフルプレドナート軟膏の外用剤にて治療を行っていた．足背に皮疹が発生し，湿疹と自己判断し，ジフルプレドナート軟膏の外用を行っていたが改善せず受診となる．足背に鱗屑を伴う紅斑がみられた 101-1．足背の紅斑は，よく見ると 101-2 の矢印のように鱗屑を伴い環状を呈しており，白癬を疑い，鏡検にて菌糸を確認し診断確定した．イトラコナゾール 100mg 14 日の内服，ラノコナゾールクリーム外用にて改善した．

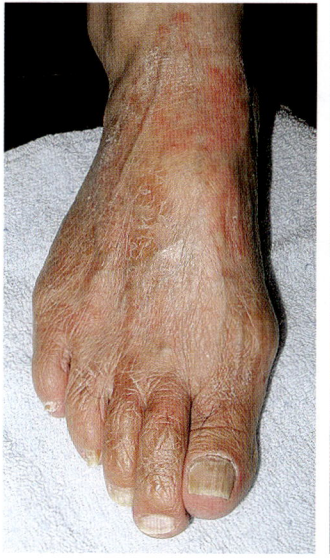
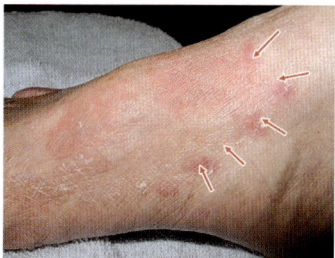
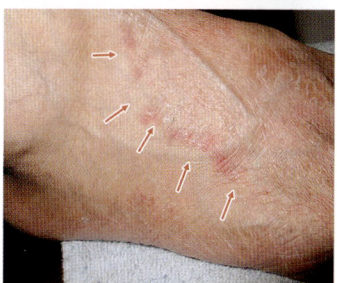

101-1 初診時の状態．足背に鱗屑を伴う紅斑がみられた．

101-2 足背の紅斑は，矢印のように鱗屑を伴い環状を呈しており，この部位からの鏡検にて菌糸を確認した．

症例 102

79 歳　男性

初診：2015 年 7 月 29 日．足底前方全体の鱗屑と趾腹は角層の剥離を認め，爪白癬を合併した状態であった `102-1`．テルビナフィンの内服治療を開始し，1 カ月後の再診時には足底の皮疹は治癒の状態であった `102-2`．爪白癬に対して，テルビナフィンの内服治療を継続した．

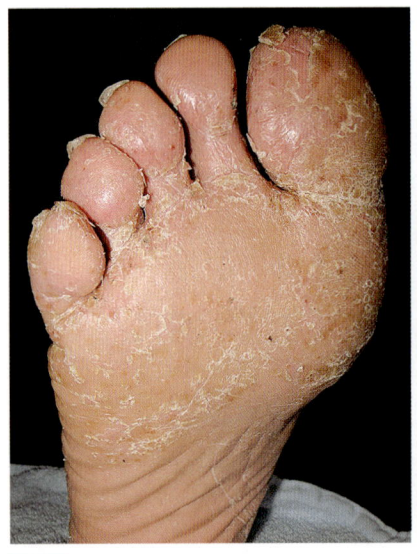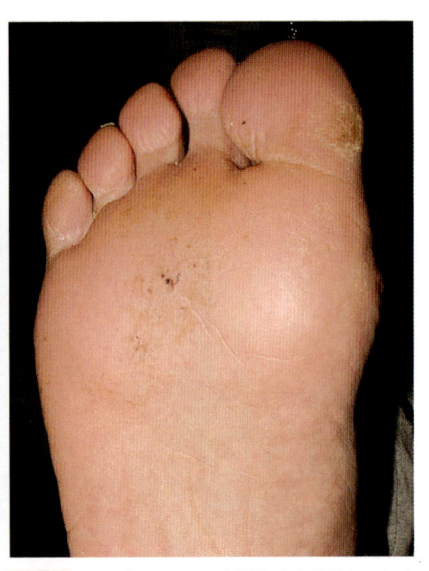

`102-1` 初診時の状態．足底前方全体の鱗屑と趾腹は角層の剥離を認めた．

`102-2` テルビナフィンの内服治療を開始し，1 カ月後には足底の皮疹は治癒の状態であった．

JCOPY 498-06372

78 歳　男性

症例 103

初診：2015 年 10 月 16 日．足底，手掌に鱗屑があり，足底は亀裂を併発していた．足底から足背に皮疹が拡大し，左足背の一部は堤防状を呈していた **103-1**．堤防上の鱗屑の鏡検で白癬と診断した．爪白癬の合併もあり，テルビナフィンの内服を開始した．内服 2 カ月後には，足底，手掌の皮疹は治癒状態になった **103-2**．

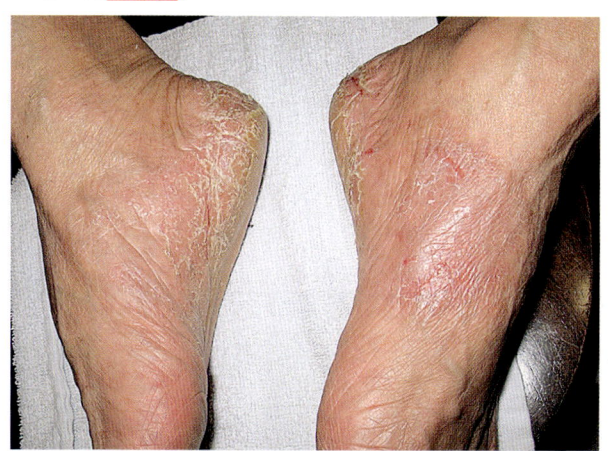

103-1 初診時の状態．足底に鱗屑があり亀裂を併発していた．足底から足背に皮疹が拡大し，左足背の一部は堤防状を呈していた．

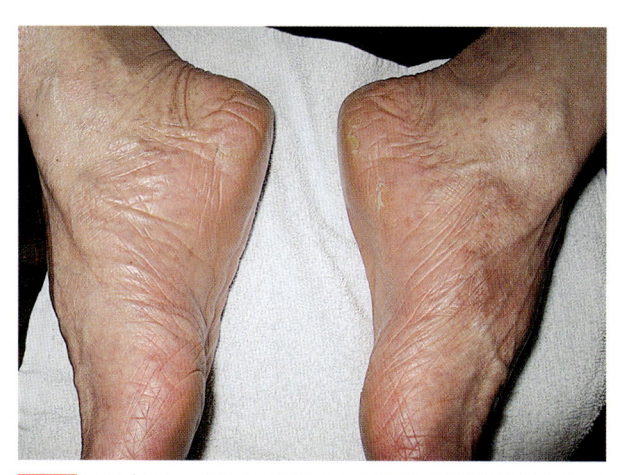

103-2 テルビナフィン内服 2 カ月後には，足底の皮疹は治癒状態になった．

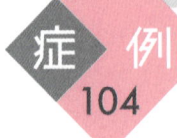

症例 104

79歳　男性

初診：2014年8月29日．糖尿病，高血圧，心疾患の基礎疾患がある．左足に皮疹があり，前医でステロイド外用治療するも改善せず受診となる．左1〜3趾腹に鱗屑，亀裂を伴う皮膚炎を認めた 104-1．鏡検で菌糸を確認できず，足白癬を否定した．ステロイド外用剤で治療困難な湿疹と判断し，トラニラスト，柴胡清肝湯の内服を開始した．外用は，酪酸プロピオン酸ヒドロコルチゾン軟膏とジメチルイソプロピルアズレン軟膏の混合剤の塗布を始めた．治療開始後2週間で治癒したが，2カ月後に再発がみられ再診された 104-2．治療再開1カ月半後には治癒状態になった 104-3．当院での治療前は，血圧が 160/92mmHg であったが，136/66 mmHg に下がり，その点も患者にメリットがあった．

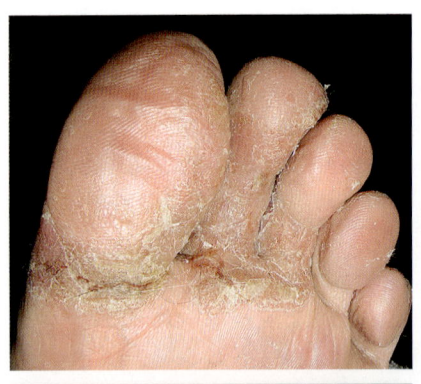

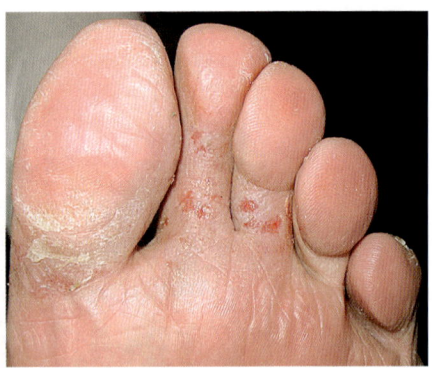

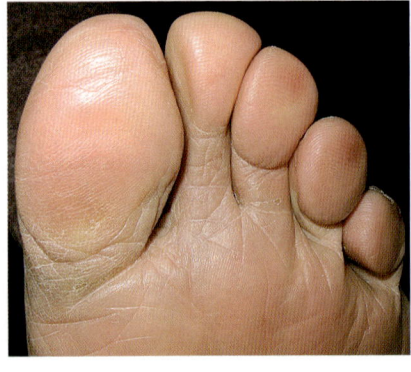

左上：104-1 初診時の状態．左1〜3趾腹に鱗屑，亀裂を伴う皮膚炎を認めた．
右上：104-2 治療開始後2週間で治癒したが，2カ月後に再発がみられた時の状態．
左下：104-3 治療再開1カ月半後の治癒状態．

JCOPY 498-06372

症例 105

57歳　男性

初診：2012年9月25日．統合失調症にて入院中，左拇趾球部分に深い亀裂と鱗屑を伴う皮疹があり，主治医の判断でハイドロコロイドドレッシング貼付や，ゲンタマイシン硫酸塩軟膏外用の治療を行うも改善せず，紹介受診となる 105-1．足底の亀裂性湿疹と判断して，トラニラスト，柴胡清肝湯の内服，酪酸プロピオン酸ヒドロコルチゾン軟膏とジメチルイソプロピルアズレン軟膏の混合剤の塗布を始めた．治療開始2週間後には亀裂も治り，皮疹の消退もみられた 105-2．

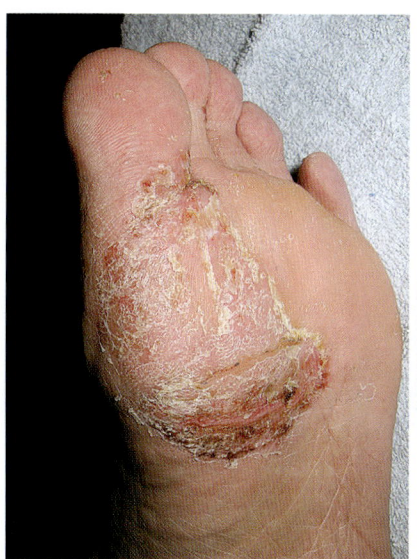 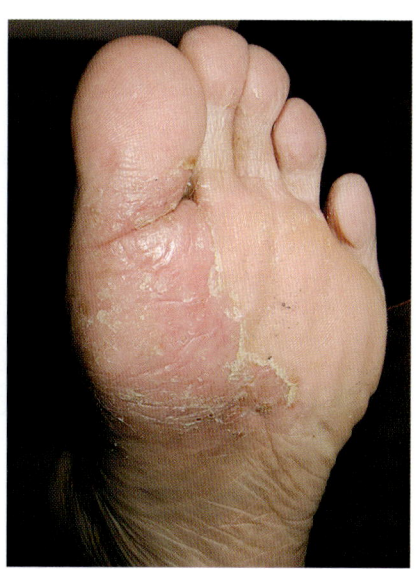

105-1 初診時の状態．左拇趾球部分に深い亀裂と鱗屑を伴う皮疹を認めた．

105-2 治療開始2週間後の状態．亀裂も治り，皮疹の消退もみられた．

症例 106

74歳　男性

初診：2012 年 11 月 12 日．左足背，趾間に皮疹が発生し，自己にて市販の抗真菌剤の外用治療を行っていたが，改善せず受診となる．足背には亀裂を伴った皮膚炎があり，趾間には，びらん，浸軟がみられた 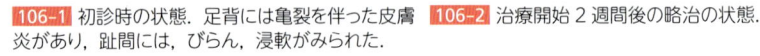106-1．足背の皮疹は，足白癬の特徴的な堤防状，環状の皮疹がないので，湿疹反応と判断しトラニラスト，柴胡清肝湯の内服，酪酸プロピオン酸ヒドロコルチゾン軟膏とジメチルイソプロピルアズレン軟膏の混合剤の塗布を始めた．同時に，趾間に二次感染を併発した場合を考え，ファロペネムナトリウム錠の 5 日間の内服を併用した．治療開始 2 週間後には，略治の状態になった 106-2．

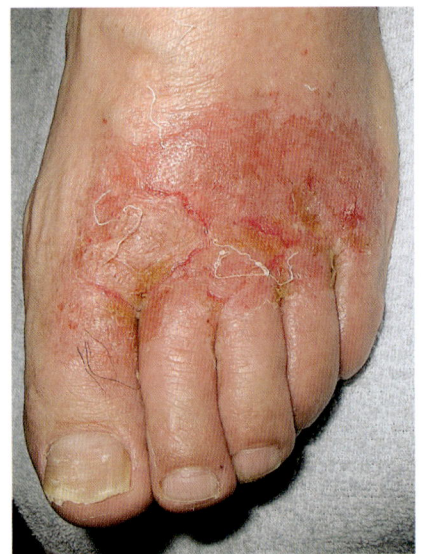
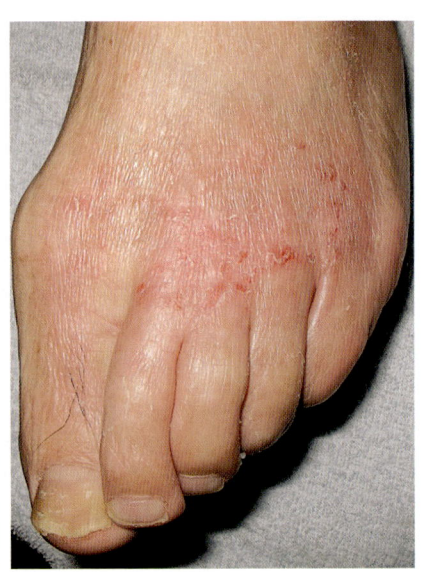

106-1 初診時の状態．足背には亀裂を伴った皮膚炎があり，趾間には，びらん，浸軟がみられた．

106-2 治療開始 2 週間後の略治の状態．

症例 107

58 歳　男性

初診：2018 年 9 月 15 日．足の皮膚病変に抗真菌剤を外用し，悪化したため受診となる．趾と趾間，足背に鱗屑を伴う皮膚炎を認めた 107-1．足白癬の湿疹化，あるいは抗真菌剤の接触性皮膚炎を考え，トラニラスト，柴胡清肝湯の内服，酪酸プロピオン酸ヒドロコルチゾン軟膏とジメチルイソプロピルアズレン軟膏の混合剤の塗布を始めた．治療開始 2 週間後には，皮疹の軽減がみられた 107-2．治療開始 1 カ月半後には，略治の状態となった 107-3．

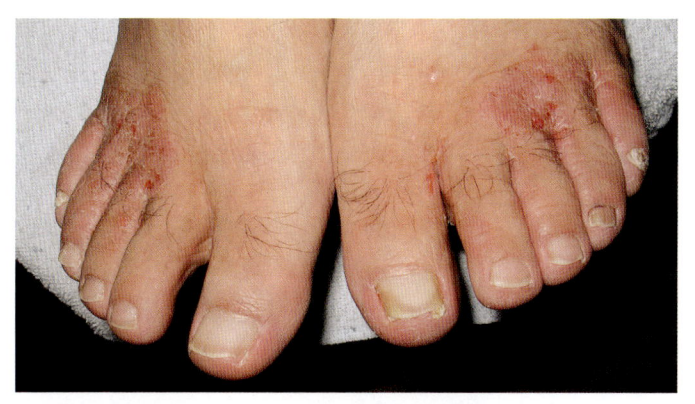

107-1 初診時の状態．趾と趾間，足背に鱗屑を伴う皮膚炎を認めた．

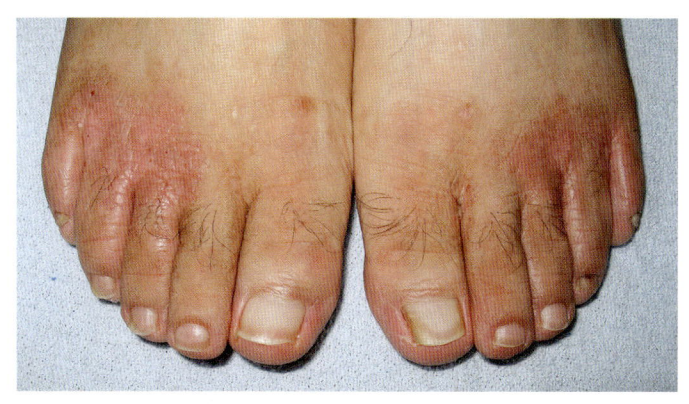

107-2 治療開始 2 週間後には，皮疹の軽減がみられた．

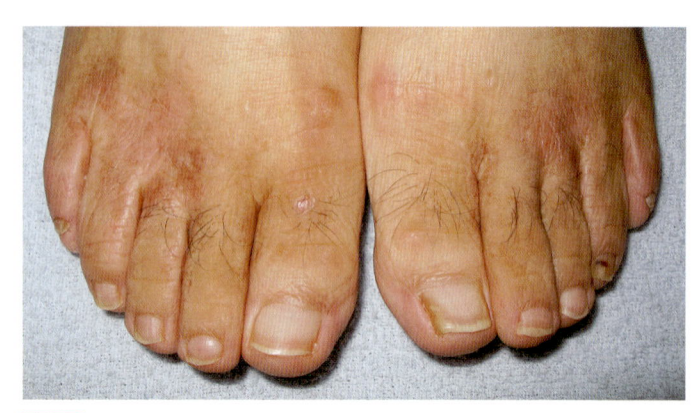

107-3 治療開始 1 カ月半後には，略治の状態となった．

77 歳　男性

症　例
108

初診：2018 年 5 月 7 日．左 4 趾間の水疱と足背の発赤腫脹が発生し，セフカペンピボキシル塩酸塩錠内服を 3 日間行ったが改善せず，受診となる 108-1．ファロペネムナトリウム錠内服 8 日間とスルファジアジン銀クリームの外用を開始し改善した．

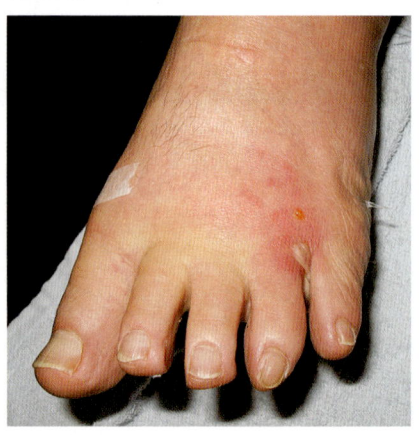

108-1 初診時の状態．左 4 趾間の水疱と足背の発赤腫脹を認めた．

JCOPY 498-06372

症例 109

43 歳　男性

初診：2008 年 6 月 7 日．両足のすべての趾間が浸軟し，浸出液が発生し受診となる 109-1 ．Toe web infection と考え，ファロペネムナトリウム錠内服，スルファジアジン銀クリームの外用を開始した．内服を 10 日間，外用を 18 日間行い，略治の状態になった 109-2 ．

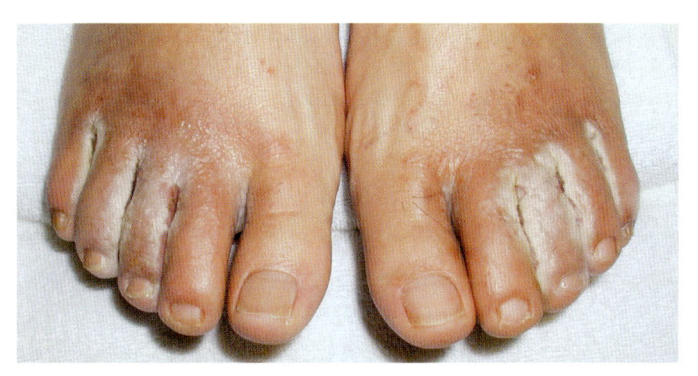

109-1 初診時の状態．両足のすべての趾間が浸軟し浸出液が認められた．

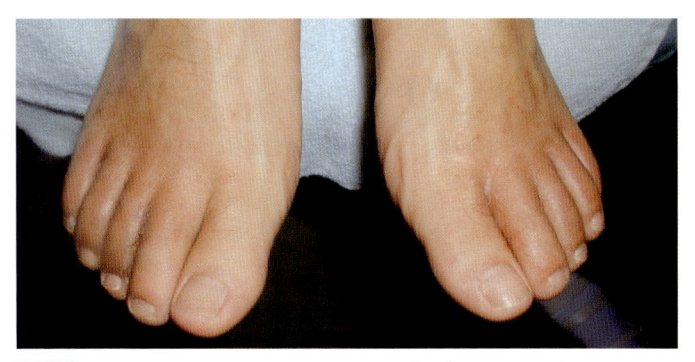

109-2 ファロペネムナトリウム錠内服，スルファジアジン銀クリーム外用による治癒状態．

2　穿孔性皮膚症（穿孔性毛包炎）

穿孔性皮膚症は，変性した皮膚成分が表皮を経由して外部に排出された結果生じる皮膚病変で，毛包から膠原繊維，弾性繊維が排出される疾患が穿孔性毛包炎である．後天的な成人発症型は，糖尿病，悪性リンパ腫，肝疾患，腎不全（透析患者）などの基礎疾患の合併がみられることが多い．症例の経験が少ないが，1例を供覧する．

50 歳　男性

初診：2014 年 12 月 9 日．糖尿病，腎不全（透析中），急性心筋梗塞の基礎疾患あり．躯幹，四肢に丘疹が発生し，大学病院皮膚科で穿孔性皮膚症と診断され，ベタメサゾン酪酸エステルプロピオン酸エステル軟膏とマキサカルシトール軟膏の混合剤外用，フドロキシコルチドテープ貼付，narrow band UVB 治療が開始された．大学病院への通院が困難なため，当院に紹介受診となる．当院でも同様の治療を 1 年 9 カ月継続していたが，腕の丘疹の増加，新生が発生したため，マラセチア毛包炎と判断し，イトラコナゾール内服を開始した **110-1**．それと同時に，痒疹に有効と考えているトラニラスト（200mg/ 日），プランルカスト内服を開始した．ベタメサゾン酪酸エステルプロピオン酸エステル軟膏とマキサカルシトール軟膏の混合剤の外用は中止し，narrow band UVB 治療は継続した．治療変更直後に改善がみられ，10 日後には，丘疹，痒疹の消退傾向が見られた **110-2**．イトラコナゾール内服は，100mg 14 日の内服を，14 日の休薬を挟んで，トータル 28 日続行，終了後はケトコナゾールローションの外用に変更した．穿孔性毛包炎の治りが悪い部分は，タクロリムス軟膏の外用を開始した．トラニラスト，プランルカスト内服，narrow band UVB 治療は継続した．治療の継続により，マラセチア毛包炎以外に，全身に発生していた穿孔性毛包炎も消退した **110-3**．穿孔性毛包炎の再

燃もみられるため，治療は継続中である 110-4．本症例は，穿孔性毛包炎治療中にマラセチア毛包炎を併発，悪化した症例と考える．マラセチアの常在する脂漏部位は，ステロイド外用中にマラセチアが増殖するので注意が必要である．穿孔性毛包炎も，トラニラスト，プランルカスト内服に変更後に改善がみられ，有効な治療法と考える．

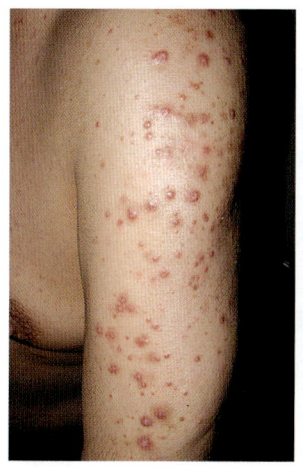

110-1 イトラコナゾール内服を開始時の状態．

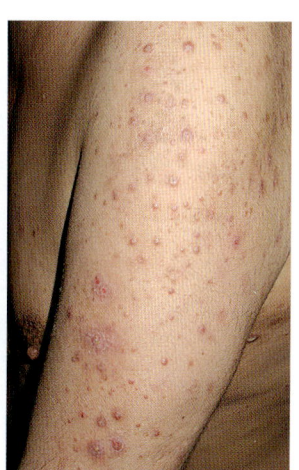

110-2 イトラコナゾール内服を開始10日後の状態．

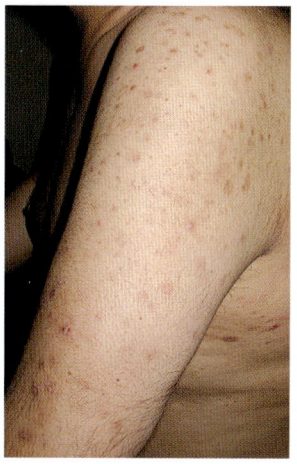

110-3 イトラコナゾール内服を開始50日後の状態．

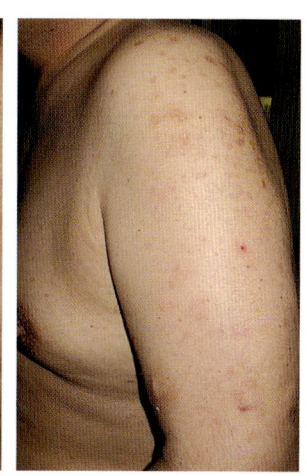

110-4 イトラコナゾール内服を開始2年後の状態．

3　口腔，口唇の扁平苔癬

扁平苔癬は，慢性の経過をたどり，難治性になることもある炎症性疾患である．口腔内に発生した場合，歯科で治療することも多いが，皮膚科を受診されることがある．従来，ステロイド外用療法が主体であったが，タクロリムス軟膏が開発され，その有効性が報告されるようになった．この薬剤の外用のみでも効果は期待できるが，トラニラスト内服の併用がより有効のようである．症例 114 は，タクロリムス軟膏外用のみと，トラニラスト内服との併用療法で治療した場合，外用のみの場合は効果が少なく，併用すると改善したケースである．

症例 111

59 歳　男性

初診：2008 年 2 月 12 日．5 年前から歯ぐきから出血が発生するため，歯科を受診し総合病院の口腔外科へ紹介された．生検などの検査を行い両側頬粘膜歯肉扁平苔癬と診断された．しかし，治療法のない疾患であるので，うがい薬と胃潰瘍の薬のみで 5 年ほど治療を受けていた．下口唇に皮疹が発生してきたため，当院受診となる．下口唇の腫脹とびらんを認め 111-1，頬粘膜にもびらんを認めた 111-2．トラニラスト内服，タクロ

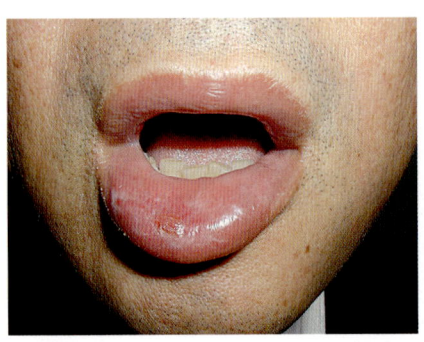 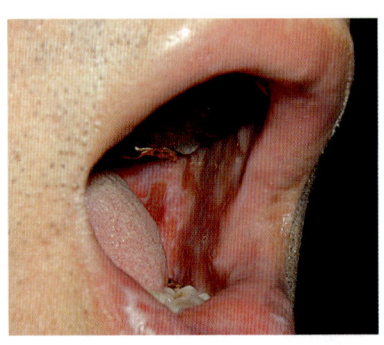

111-1 初診時の口唇の状態．下口唇の腫脹とびらんを認めた．

111-2 初診時の頬粘膜の状態．頬粘膜にもびらんを認めた．

リムス軟膏外用治療を開始した．治療開始後2週間で劇的に改善し始め 111-3，4週間後には歯磨きの際の出血がなくなった．治療4カ月で略治の状態になった 111-4， 111-5．

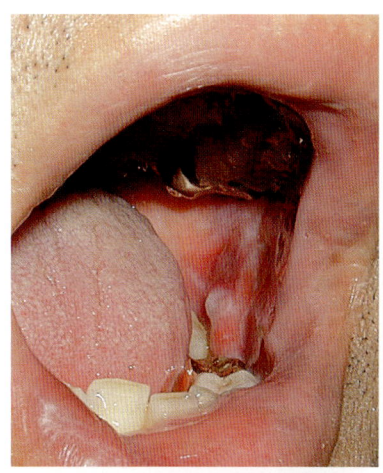

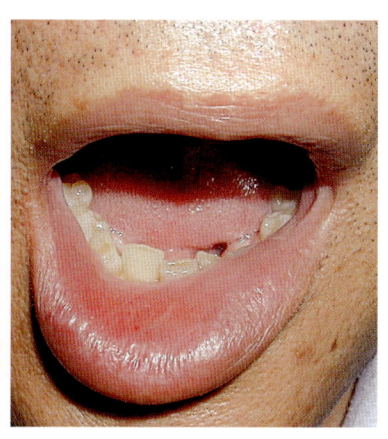

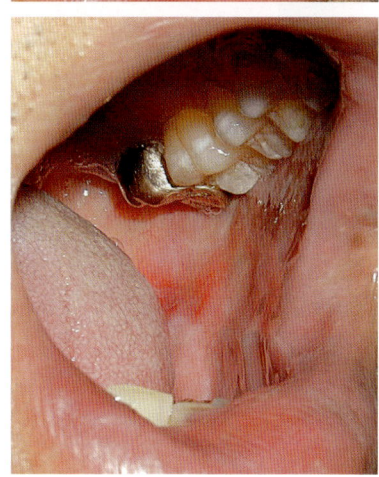

左上：111-3 治療開始2週間後の状態．頬粘膜の病変は，改善傾向がみられる．
右上：111-4 治療開始4カ月後の状態．びらんが改善し，口唇の腫脹も軽減した．
左下：111-5 治療開始4カ月後の状態．頬粘膜のびらんは，ごくわずかになった．

68歳　男性

初診：2012年10月31日. 6年前に発症し，大学病院歯学部で口腔内扁平苔癬と診断され，ステロイド外用治療を受けるも改善せず，長年，食物摂取時の痛みに悩まされていた．顔見知りのため当院を受診となった．左頬粘膜の欠損がみられた 112-1．トラニラスト内服，タクロリムス軟膏外用治療を開始し，2週間後には大幅に改善し 112-2，3カ月で完治となった 112-3．

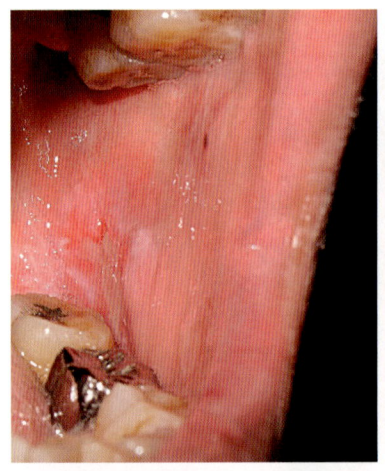 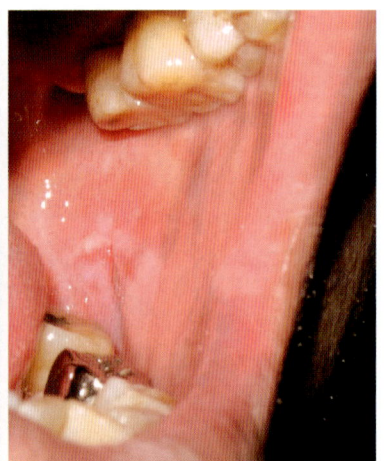

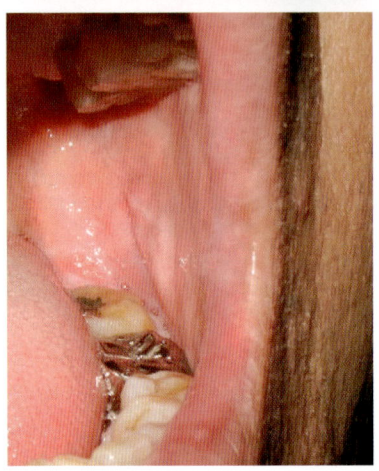

左上：112-1 初診時の状態．左頬粘膜の欠損がみられた．
右上：112-2 治療開始2週間後の状態．頬粘膜のびらんは，わずかになった．
左下：112-3 治療開始3カ月後の治癒状態．

JCOPY 498-06372

55 歳　男性

症例 113

初診: 2018 年 6 月 13 日．2 年前から頬粘膜に発症し，数々の歯科を受診するも原因がわからず，歯科大学を受診し，ヘルペスと診断されたが改善がみられず受診となる．両頬粘膜には発赤と腫脹があり，びらん状態の部分もみられた 113-1．トラニラスト内服 3 週間と，タクロリムス軟膏の外用を開始した．治療開始後 1 週間で改善がみられた．半年後，足の点状角質融解症のための受診時には，完治の状態であった 113-2．

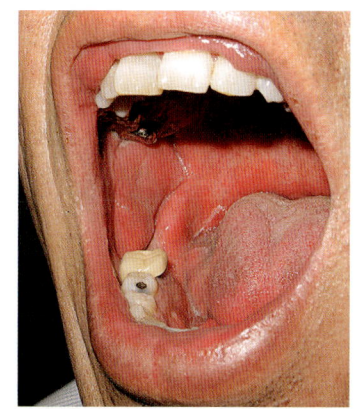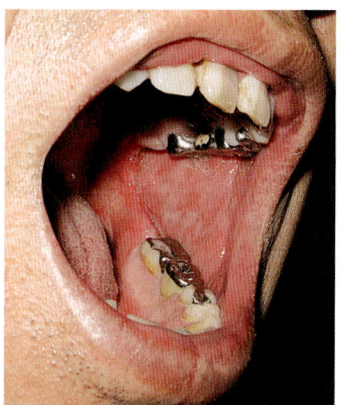

113-1 初診時の状態．両頬粘膜には発赤と腫脹があり，びらん状態の部分もみられた．

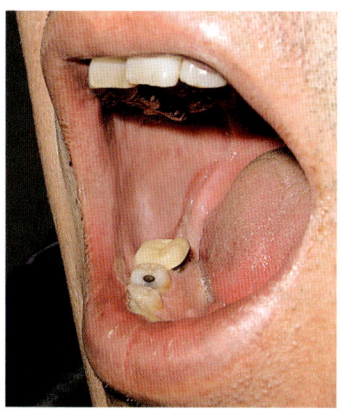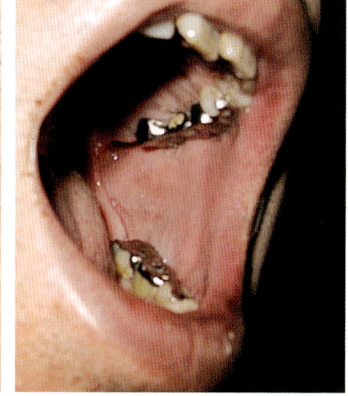

113-2 半年後の治癒状態．

症例 114

87歳　女性

初診：2015年9月4日．2年半前から歯茎の痛みが発生し，歯科を受診し，大学病院歯学部に紹介受診となった．生検の結果，扁平苔癬と診断されたが，種々の治療の効果はなく症状が改善しない状態であった．腕に皮疹が発生し，扁平苔癬を疑って当院を受診した．歯茎は，ほぼ全体がびらん状態で赤みの強い状態であった 114-1．トラニラスト内服，タクロリムス軟膏外用治療を開始し，治療開始1週間で症状の改善が始まり 114-2，1カ月後には略治の状態になった 114-3．食物摂取時の苦痛がなくなり，1カ月で1.5kgの体重増加をきたす．外用，内服の継続で，1年後には，正常の歯茎の状態となる 114-4．その後，内服や外用を症状に応じて使用し，安定した状態を維持している．悪化時は，タクロリムス軟膏の外用のみでは効果が悪く，トラニラスト内服の再開で改善する状態である．

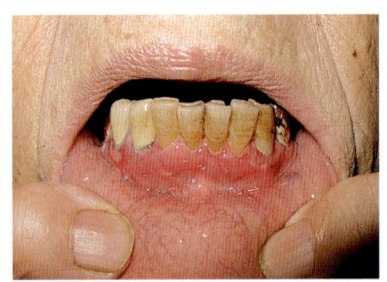

114-1 初診時の状態．歯茎は，ほぼ全体がびらん状態で赤みの強い状態であった．

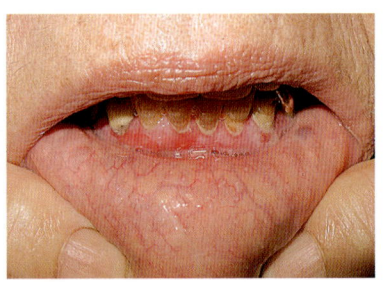

114-2 治療開始1週間後の状態．歯茎のびらん状態が改善し，上皮化が始まる．

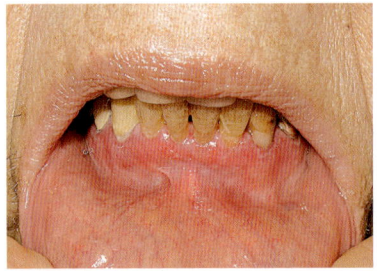

114-3 治療開始1カ月後の状態．歯茎のびらん状態が改善し，ほぼ上皮化が終了する．

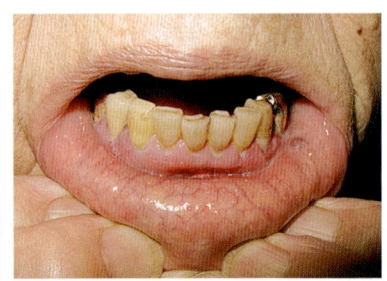

114-4 治療開始1年後の状態．歯茎の赤みが消失し，良好の状態になる．

JCOPY 498-06372

4 DLE（円板状エリテマトーデス）

　DLE（円板状エリテマトーデス）は SLE（全身性エリテマトーデス）に移行する場合があるが，患者の大部分は，他臓器病変は伴わずに皮膚病変が難治性となることの多い疾患である．ステロイド外用剤による治療が主体であるが，タクロリムス外用剤の開発後，本剤の有効例が報告されている．しかし，タクロリムス外用剤単独では効果が乏しいことがある．トラニラスト，プランルカスト，柴胡清肝湯の内服の併用が効果的であった症例を供覧する．DLE は扁平苔癬と同様に，表皮真皮接合部が空胞状に変性し不明瞭になる液状変性や真皮のリンパ球浸潤の激しい疾患である．これらの反応を抑えるのに，内服剤の併用が有効である可能性がある．

76 歳　男性

症例 115

初診：2017 年 3 月 6 日．2 年前から口唇，口唇周囲に皮疹が発症し，前医でヘルペスと診断され治療を行った．しかし，改善がみられないため内科医より紹介受診となる 115-1．

タクロリムス外用，トラニラストの内服を開始した．やや軽減したが 115-2，効果を高めるために柴胡清肝湯を追加した．しかし，効果が少ないため柴胡清肝湯を中止し，プランルカスト内服を追加した 115-3．1 年 4 カ月の治療で，皮疹はほぼ改善した 115-4．トラニラストによる頻尿，排尿時痛も発生したので治療を終了とした．

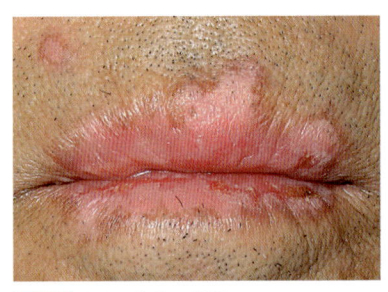

115-1 治療開始前の状態．

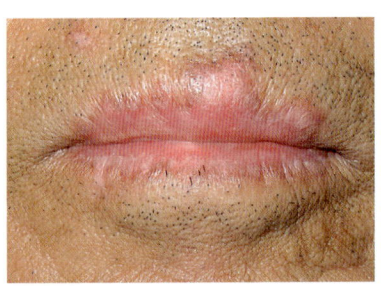

115-2 3 カ月後のやや改善した状態．タクロリムス外用，トラニラスト，プランルカスト内服中．

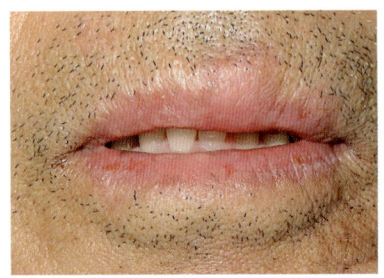

115-3 10 カ月後のかなり改善した状態．タクロリムス外用，トラニラスト，プランルカスト内服中．

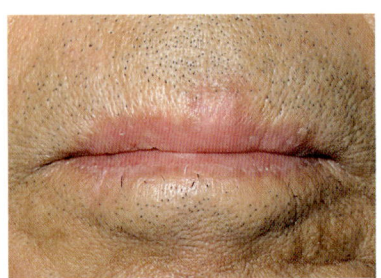

115-4 16 カ月後の治療終了時の状態．

JCOPY 498-06372

症例 116

51 歳　女性

初診：2017 年 10 月 10 日．半年前から左耳介の上部に茶褐色の局面が発生し，受診となる．タクロリムス外用，トラニラスト，柴胡清肝湯の内服を開始した．効果を高めるため，1 カ月後からプランルカスト内服を追加した．治療開始 2 カ月後の状態では効果が乏しかったが 116-1 ，4 カ月後はかなり改善した 116-2 ．8 カ月後には略治の状態となった 116-3 ．

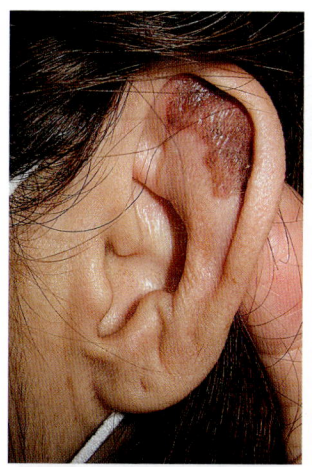
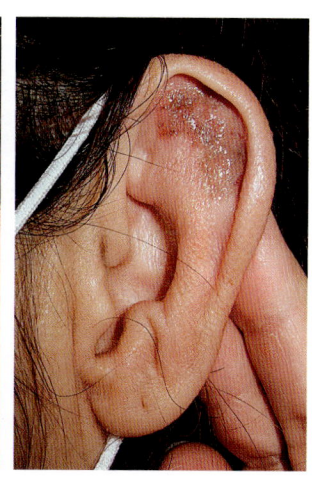
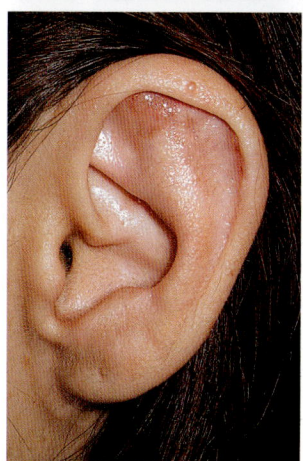

左上：116-1 治療開始 2 カ月後の状態．タクロリムス外用，トラニラスト，プランルカスト，柴胡清肝湯内服中．
右上：116-2 治療開始 4 カ月後のかなり改善した状態．タクロリムス外用，トラニラスト，プランルカスト，柴胡清肝湯内服中．
左下：116-3 治療開始 8 カ月後の改善した状態．タクロリムス外用，トラニラスト，プランルカスト，柴胡清肝湯内服中．

5 線状苔癬

小児に発生する線状苔癬は，病因が不明で，Blaschko 線に沿って片側性線状に発生する丘疹である．四肢に発生が多いが，症例 119 のように躯幹に発生することがあり，帯状疱疹と誤診される場合がある．湿疹性の非特異的炎症所見を呈する疾患で，多くは数カ月で自然消退する．とはいえ，開業医を受診することが多い疾患であり，ステロイド外用に加えトラニラスト内服の併用がより有効と思われる．

症例 117

7 歳　男児

初診：2018 年 8 月 29 日．2 カ月前から左大腿後面に皮疹が発生し受診となる 117-1．トラニラスト内服と酪酸プロピオン酸ヒドロコルチゾン軟膏の外用を開始した．28 日間の内服と外用を行い，2 カ月後の再診時には皮疹の 8 割ほど消退がみられた 117-2．治療開始直後から軽減傾向がみられたそうである．

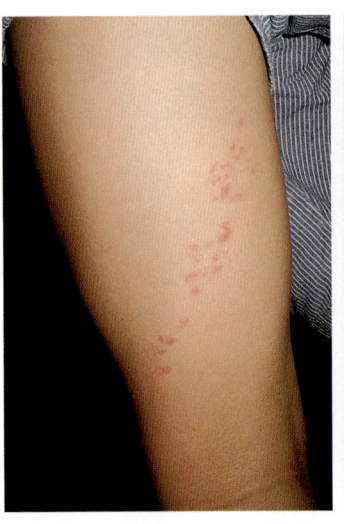

117-1 初診時の状態.

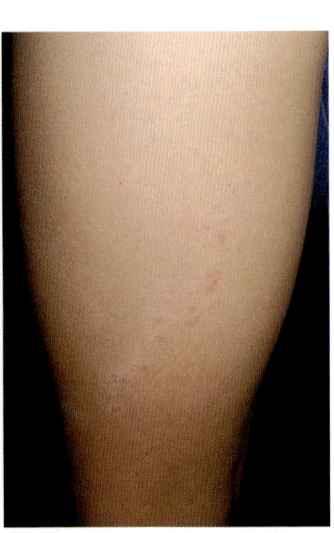

117-2 2 カ月後の再診時の状態.

JCOPY 498-06372

6歳　男児

　初診：2013年5月21日．1カ月前から左腕に線状の皮疹が発生し受診となる 118-1．トラニラスト内服，デプロドンプロピオン酸エステル軟膏の外用を開始した．1カ月後の再診時には皮疹の大部分は消退し，2カ月後には色素脱出を残し，丘疹はほぼ消退した 118-2．

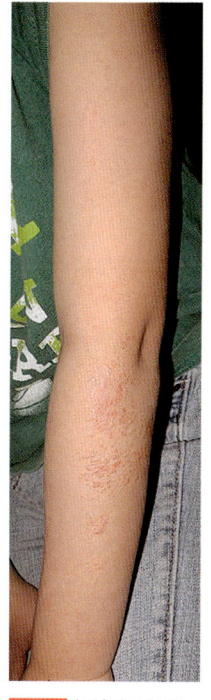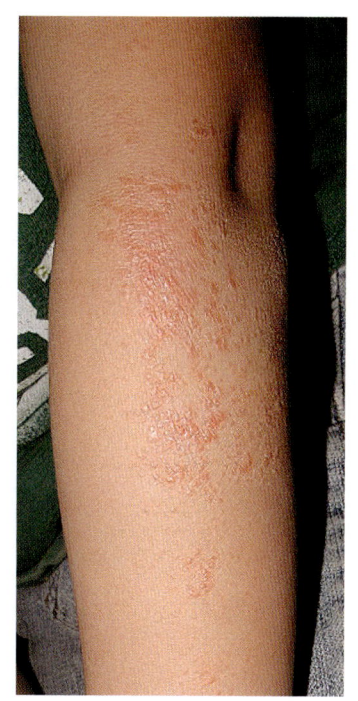

118-1 初診時の状態．

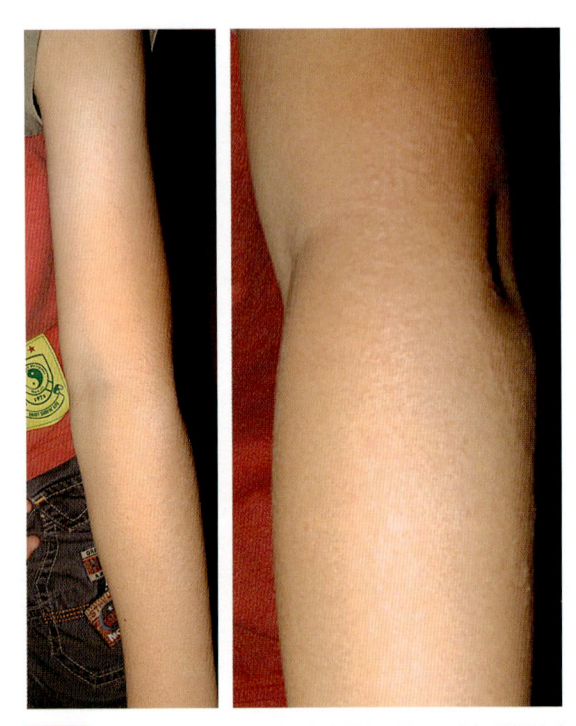

118-2 2 カ月後の再診時の状態．色素脱出を残し，丘疹は消退した．

JCOPY 498-06372

症例 119

3歳 女児

初診：2017年3月13日．6日前から左上腹部，左背部に皮疹が発生した．2日前に小児科を受診し，分布から帯状疱疹との診断でアシクロビル1.3g内服，ビダラビン軟膏外用を開始するが効果がなく，皮疹の性状がヘルペスと異なるため紹介受診となる **119-1**．トラニラスト内服，デプロドンプロピオン酸エステル軟膏外用治療を開始した．1年後に別件での再診時に，治療後に治癒したことを確認した．

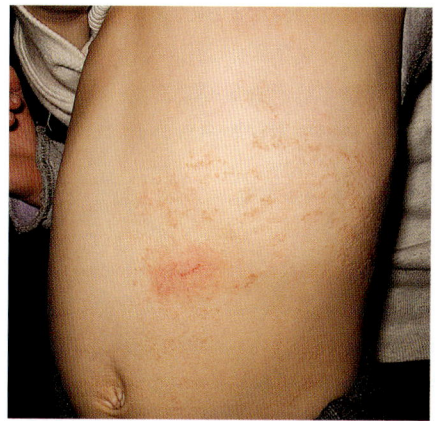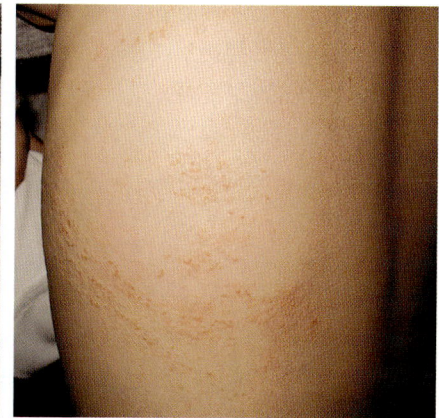

119-1 初診時の左上腹部，左背部の皮疹．

6　駆虫後の疥癬による皮膚炎

疥癬はヒトヒゼンダニの角層内感染により発症する疾患で，治療に難渋する疾患であったが，イベルメクチン内服薬の開発後，ヒトヒゼンダニの駆虫は容易になった．しかし，駆虫後の疥癬による激しいそう痒を伴う痒疹，結節などの皮膚炎の治療に難渋する．駆虫が終了しているのにイベルメクチンの投与を継続する例もみられる．疥癬を専門とする皮膚科医ご本人から，実験的にご自分の皮膚に疥癬を感染させ駆除しても，その部位の痒みを伴う皮疹が長期に残存し，痒みが再燃したという話をお聞きしたことがある．治療は，ステロイド剤の外用と抗ヒスタミン剤の内服を行う場合がほとんどだが，多くの場合は効果が乏しい．トラニラスト，柴胡清肝湯，プランルカストを内服すると効果的である．抗ヒスタミン剤は，筆者はエメダスチンフマル酸塩を選択する場合が多い．

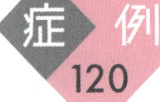

症例 120

76歳　男性

初診：2018年1月31日．慢性腎不全，虚血性心筋症（ステント植え込み），2型糖尿病，左足糖尿病性潰瘍壊疽，左下肢閉塞性動脈硬化症の基礎疾患あり．1月半前から全身に皮疹が発生した．通院中の皮膚科のない総合病院で，薬疹を疑い，薬剤の変更後，ベタメタゾン・d−クロフェニラミンマレイン酸塩，レボセチリジン塩酸塩内服，ベタメサゾン酪酸エステルプロピオン酸エステル軟膏外用治療を開始された．改善がみられないため，薬疹の精査目的で紹介受診となった．躯幹，四肢に激しい痒みを伴う丘疹，痒疹の多発を認めた 120-1．指間，手背に鱗屑を伴う皮疹があり 120-2，疥癬トンネルは確認できなかったが，指間の鏡検で，疥癬の虫体と卵を多数確認し診断した．イベルメクチン錠3mg，4錠の内服を行い，1週間後に4錠の再投与を行った．同時に，クロタミトンクリームの外用を行った．イベルメクチン内服開始16日後の再診時は，躯幹，四肢の痒疹，丘疹は残存していたが発赤の軽減はみられた

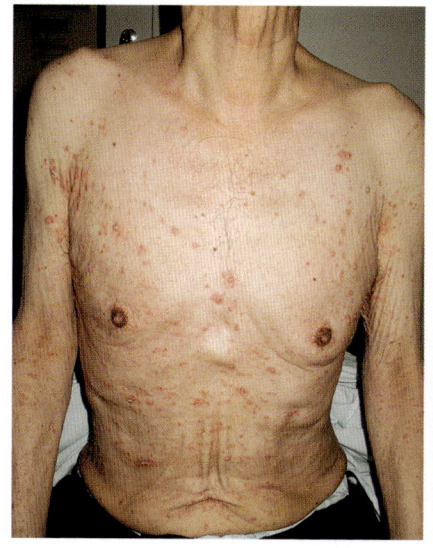

`120-1` 初診時の上半身の状態.

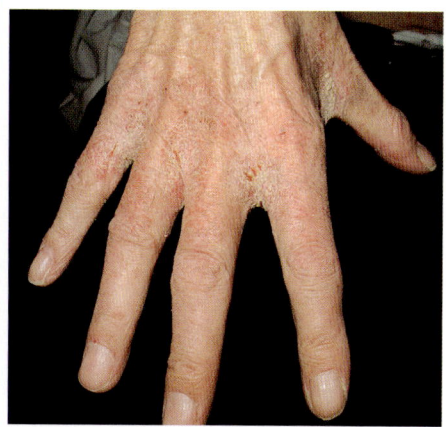

`120-2` 初診時の手の状態.

`120-3` ．しかし，激しい痒みの改善がなく継続していた．駆虫後の疥癬による皮膚炎と判断し，トラニラスト，柴胡清肝湯，プランルカスト，エメダスチンフマル酸塩の内服，ジフルプレドナート軟膏の外用を開始した．開始 18 日後の再診時には痒疹はかなり消退し，痒みの軽減もみられた `120-4` ．治療開始 5

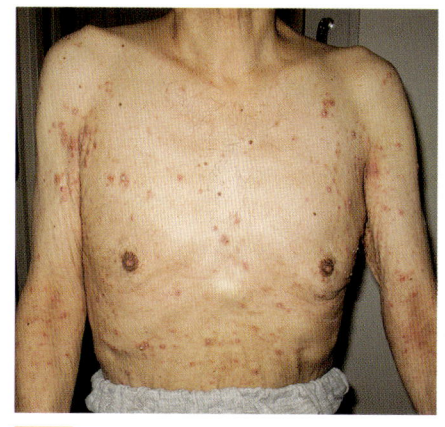

`120-3` イベルメクチン投与 16 日後の状態．駆虫は終了したが，痒みを伴う痒疹が残存している.

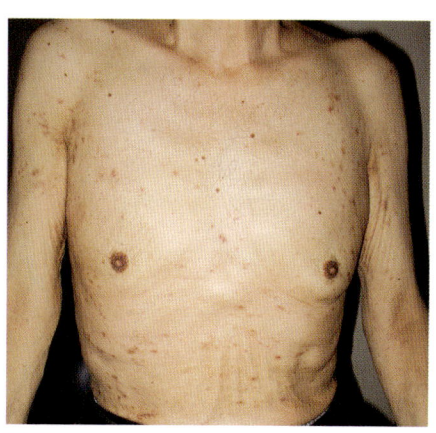

`120-4` 治療開始 34 日後（駆虫後の治療開始 18 日後）の状態．痒疹はかなり消退し，痒みの軽減もみられた.

カ月後には，痒みがなくなり痒疹も消退した．色素沈着の残存がみられたが治療終了とした 120-5 .

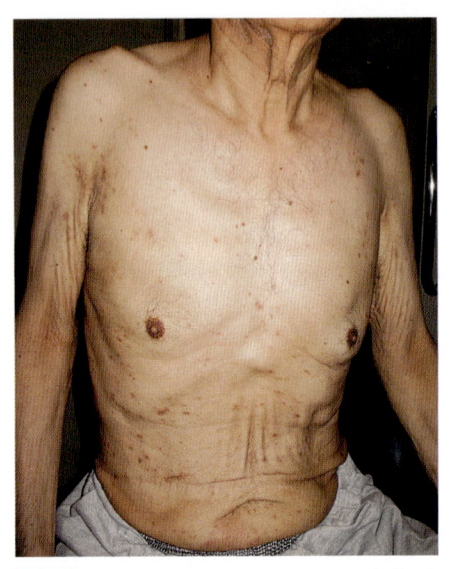

120-5 治療開始 5 カ月後の治療終了時の状態．痒みと痒疹は消退したが，色素沈着の残存がみられる．

JCOPY 498-06372

7　サンゴ皮膚炎

> 　サンゴの刺胞による刺症であるが，同時に，石灰質の骨格による外傷や二次感染の併発も多い．刺胞には毒液を満たした刺胞嚢を有し，刺針に触れると，びっくり箱のように刺糸が反転，伸長して発射され，毒液が注入される．そう痒を伴う丘疹や水疱が発生する．長時間にわたり硬結が残りやすく，再燃する例もあり難治性になることも少なくない．この硬結に対して，一般的なステロイド外用治療以外に，トラニラスト，プランルカスト内服が有効のことがある．

症例 121

23歳　女性

　初診：2016年8月9日．10日前に，石垣島で左膝をサンゴに触れて出血を認めた．前医でアズノール軟膏の処方を受け治療を行うも改善せず，悪化してきたため受診となる．初診時，刺胞による皮疹以外に，石灰質の骨格による外傷と思われる皮疹も混在した 121-1 ．トラニラスト，プランルカスト内服，ベタメサゾン酪酸エステルプロピオン酸エステル軟膏の外用治療を開始した．15日後の再診時には，ほぼ略治の状態に改善した 121-2 ．

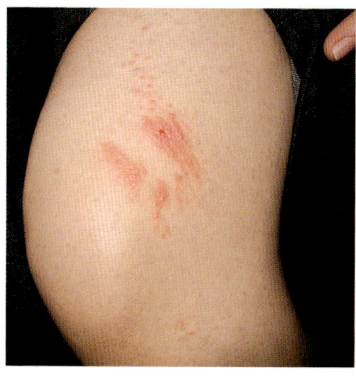 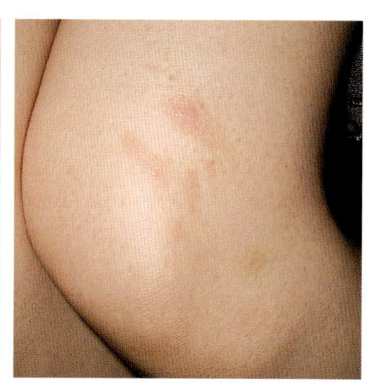

121-1 初診時の状態（受傷10日後）.　　121-2 治療15日後の略治の状態.

症例122

47 歳　女性

　初診：2018 年 8 月 25 日．9 日前に，ハワイで右膝をサンゴに触れて受傷した．3，4 日前から膝に発赤腫脹とそう痒が増強して受診となる 122-1．トラニラスト，プランルカスト，フェキソフェナジン内服，ベタメサゾン酪酸エステルプロピオン酸エステル軟膏の外用治療を開始した．1 カ月半後にほぼ略治の状態に改善した 122-2．

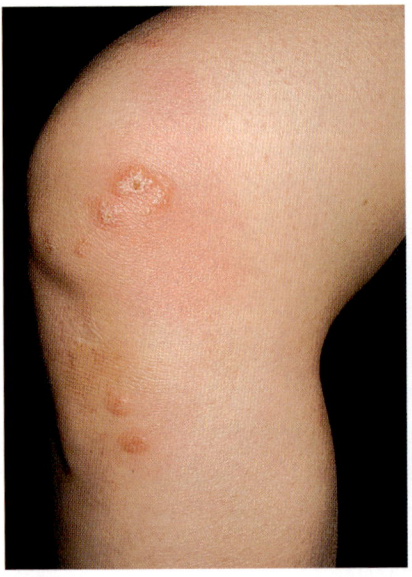 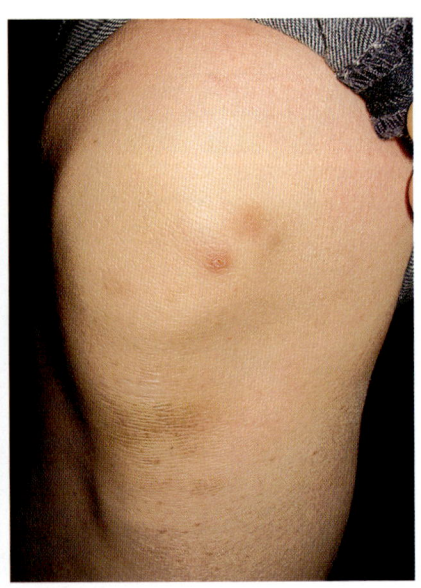

122-1 初診時の状態（受傷 9 日後の状態）.　　122-2 1 カ月半後の略治の状態.

JCOPY 498-06372

8　苔癬状粃糠疹

苔癬状粃糠疹は，躯幹，四肢に小型の角化性丘疹が発生し，新旧の皮疹が混在するのが特徴の若年者に好発する疾患である．治癒後に色素沈着や色素脱出，瘢痕を残す疾患で，慢性苔癬状粃糠疹と急性苔癬状痘瘡状粃糠疹の2型に区別される．急性の場合は数週間で瘢痕を残して治癒するが，慢性の場合は年余にわたり増悪と軽快を繰り返し，混在型や移行例も多い．トラニラスト，柴胡清肝湯，プランルカスト内服が有効であった症例を提示する．

症例 123

9歳　女児

初診：2018年8月25日．1カ月前から胴体に皮疹が発生し，前医皮膚科でジベルばら色粃糠疹と診断され，酪酸プロピオン酸ヒドロコルチゾン軟膏外用，オキサトミド内服治療を行うも，2週間前から皮疹が四肢に拡大し，悪化してきたため受

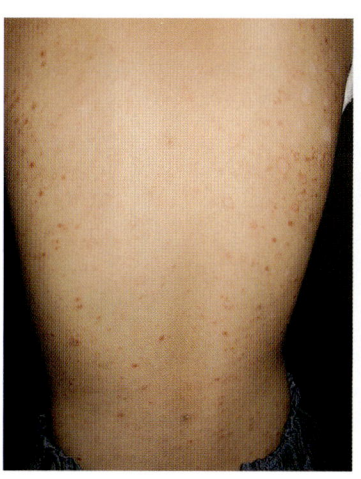

123-1　初診時の背部の状態．

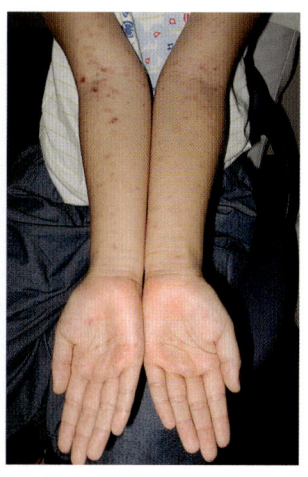

123-2　初診時の上肢の状態．丘疹，痂皮が混在し，手掌にも発生がみられた．

診となる．皮疹の性状，分布から苔癬状粃糠疹と判断し **123-1**，**123-2**，外用は同薬を継続し，内服薬をトラニラスト，柴胡清肝湯，プランルカストに変更した．内服薬の変更後 2 週間で劇的に改善し **123-3**，**123-4**，4 週間の治療で治癒に至った **123-5**，**123-6**．

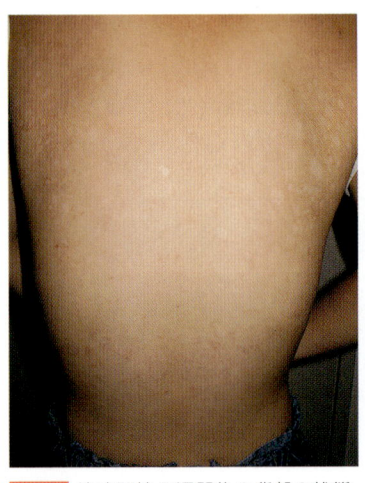

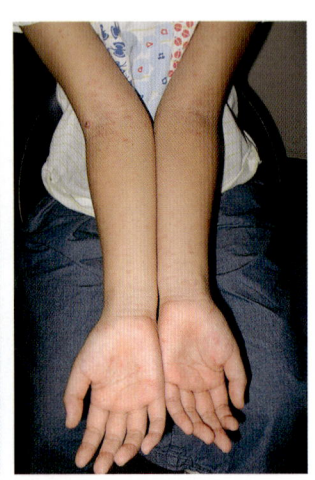

123-3 治療開始 2 週間後の背部の状態．内服薬の変更で改善したが，色素脱出を併発した．

123-4 治療開始 2 週間後の上肢の状態．内服薬の変更で劇的に改善した．

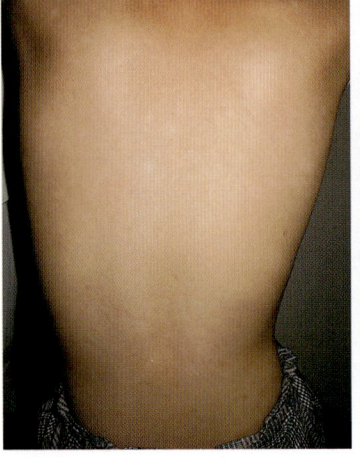

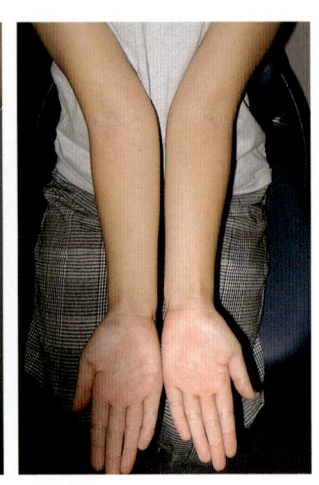

123-5 治療開始 4 週間後の背部の状態．軽度の色素脱出を残して治癒した．

123-6 治療開始 4 週間後の上肢の治癒状態．

索 引

著者略歴

河 合 修 三 (Shuzo Kawai)

1985 年	関西医科大学卒業
	同大学皮膚科入局
1986 年	同大学皮膚科助手
1987 年	倉敷中央病院皮膚科医員
1992 年	同病院皮膚科副医長
	関西医科大学皮膚科助手
1996 年	同大学皮膚科医局長
	同大学皮膚科外来医長
1997 年	同大学皮膚科講師, 病棟医長
2003 年	同大学退職
	大阪府豊中市にて「皮フ科シュウゾー」開院
2013 年	大阪皮膚科医会会長 (〜2016 年)
2016 年	日本臨床皮膚科医会近畿副ブロック長
2018 年	日本臨床皮膚科医会理事
	日本フットケア技術協会会長

なん ち せい ひ ふ しっかん ちりょう
難治性皮膚疾患の治療テクニック ©

発　行　2019 年 11 月 30 日　1 版 1 刷

か わい しゅう ぞう
著　者　河 合 修 三
発行者　株式会社　中外医学社
代表取締役　青 木　滋

〒162-0805 東京都新宿区矢来町 62
電　話　(03) 3268-2701 (代)
振替口座　00190-1-98814 番

印刷・製本 / 三和印刷(株)　　＜ MS・YK ＞
ISBN978-4-498-06372-3　　Printed in Japan